做自己的营养师

儿童必备营养全书

孙晶丹 / 主编　李馥　曹丽燕 / 审订

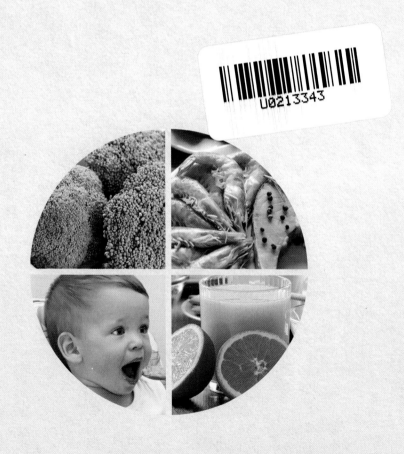

山东科学技术出版社

图书在版编目（CIP）数据

做自己的营养师:儿童必备营养全书/孙晶丹主编. --
济南:山东科学技术出版社,2017.1
　　ISBN　978-7-5331-8339-4
　　Ⅰ. ①做… Ⅱ. ①孙… Ⅲ. ①儿童－饮食营养学Ⅳ.
① R153.2

中国版本图书馆CIP数据核字(2016)第138951号

做自己的营养师：儿童必备营养全书

孙晶丹　　　　主编
李馥　曹丽燕　审订

主管单位：山东出版传媒股份有限公司
出 版 者：山东科学技术出版社
　　　　　地址：济南市玉函路16号
　　　　　邮编：250002　电话：（0531）82098088
　　　　　网址：www.lkj.com.cn
　　　　　电子邮件：sdkj@sdpress.com.cn
发 行 者：山东科学技术出版社
　　　　　地址：济南市玉函路16号
　　　　　邮编：250002　电话：（0531）82098071
印 刷 者：深圳市雅佳图印刷有限公司
　　　　　地址：深圳市龙岗区坂田大发浦村大发路29
　　　　　号C楼1楼
　　　　　邮编：518116　电话：（0755）82421555

开本：787 mm×1092 mm　1/16
印张：14
字数：200千
印数：1-6000
版次：2017年1月第1版　2017年1月第1次印刷

ISBN　978-7-5331-8339-4
定价：39.80 元

序言

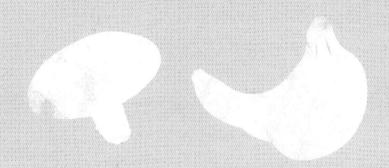

　　现在的孩子对营养的要求更高，已经不再像以前一样只要吃饱就行了，而是要在身体、心理和智力等方面都有一个均衡的发展。

　　随着社会竞争的加剧，我们的孩子小小年纪就要开始与周围的人竞争。从幼儿园起到小学、初中，要学习各科功课，参加各种培训班和兴趣班。父母为孩子倾注大量心血，无非是希望自己的孩子能够多学点东西，与其他的孩子不会相差太大，不要输在起跑线上。

　　小朋友面临的社会环境和课业压力这么大，需要更加聪明的头脑、充沛的体力和充足的精力，因此，营养必须更加充足和全面。

　　从怀上宝宝的那一刻开始，妈妈就开始补充营养，让宝宝在肚子里时就打好健康的基础。宝宝每个阶段的身体发育特点都不一样：0~1 岁的婴幼儿生长发育最为迅速，所以要充分补充能量和蛋白质，同时要合理喂养，以防消化不良和营养紊乱。1~6 岁的儿童肌肉、骨骼快速发育，除了要为断乳做准备，还要补充足量的蛋白质及钙、磷等矿物质，以强化骨骼，同时要避免摄取高热量的食物，少吃甜食，少喝含糖饮料，多喝水，以减少肥胖和蛀牙等问题。6~12岁儿童属于学龄儿童，进入发育与学习阶段，对糖类和蛋白质的需求非常高，这些物质能够促进生长发育，保证儿童有足够的体力与脑力充分学习。

很多家长面对市场上琳琅满目的食物，眼花缭乱，不知道该给孩子吃什么，既不想胡乱给孩子吃，也不想给孩子多吃或少吃。即使有些健康营养的食物，给孩子也要定量吃，不然会影响身体，所以给孩子吃什么、怎么吃也是大有学问！而有些父母不太懂得正确的喂养方法，导致孩子产生一系列的疾病，如发育不良、厌食、贫血、免疫力低下、肥胖症等。同时，当孩子发生发烧、腹泻、呕吐、遗尿、疳积等情况时，家长也需要学会科学的护理，防止病情加重。因此，要做一个好妈妈、好爸爸，养育一个健康聪明的好宝宝，就必须懂得必要的儿童营养学知识。

本书为您提供了系统全面的儿童营养学知识。全书共分五章：第一章介绍儿童营养学知识和饮食观念，让您对儿童营养有一个全面的了解。第二章介绍儿童健康成长的好食物，让您不用再烦恼给孩子吃什么，益智、长高、护齿、助睡眠、健肠胃、增强免疫力等的食物，均有介绍。第三章介绍儿童成长过程中由于不良饮食习惯导致的常见病，并附有相应的食疗方。第四章介绍儿童常见病，如厌食、呕吐、多汗、腹泻等，并提供营养和日常护理对策以及食疗方。第五章根据不同年龄阶段的儿童，介绍各个时期所需营养和饮食禁忌，让儿童在每个阶段都健康成长。最后附录还有12大症状速查表和营养食物速查表，方便读者快速查阅。

Contents

目　录

Contents

Contents

Chapter 3

儿童营养饮食问题及常见病症

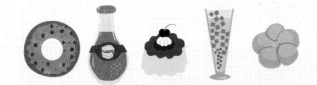

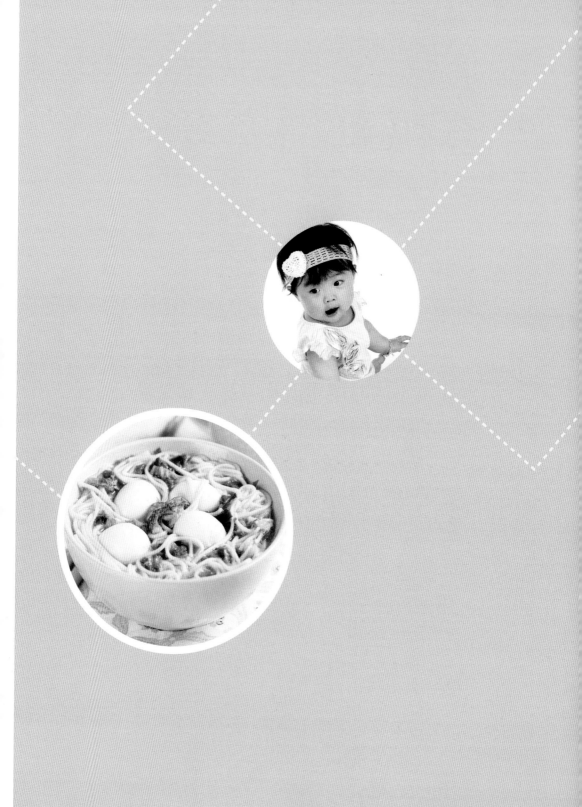

儿童营养学
知识和饮食观念

营养是所有生命物体的一种生命活动。从一出生起到年老死亡，所有的生命活动都是一个营养过程。遇到生病、受伤，修复和恢复体力也是一种营养过程。国际营养学界把营养定义为：有关生命物生长、维持和修复整个生命体或其中一部分过程的总和。

儿童缺乏是非判断能力和营养观念，营养的摄取来自父母的选择。而儿童的成长发育，对其以后一生的工作和生活起着决定性的作用。所以，作为父母，掌握正确的儿童营养学知识和饮食观念十分重要。

认识七大营养素

人体七大营养素速查表

	每克产生的热量	食物来源
碳水化合物	每克产生 16 千焦	米饭、馒头、面包、面条、土豆、番薯、芋头、蜂蜜、果酱等。
蛋白质	每克产生 16 千焦	奶类、蛋类、豆类、肉类、鱼类、动物内脏类、五谷杂粮类等。
脂肪	每克产生 36 千焦	橄榄油、葡萄籽油、花生油、葵花籽油、猪油、牛油、奶油、人造奶油等。
维生素	不产生热能	B 族维生素：动物内脏、蛋类、牛奶、蔬菜等。 维生素 C：蔬菜、水果等。 维生素 A：胡萝卜、蛋黄、牛奶等。 维生素 D：蛋黄、牛奶、鱼肝油等。 维生素 E：油脂类、绿叶蔬菜、坚果等。 维生素 K：牛肝、蛋黄、乳酪等。
矿物质	不产生热能	除油脂类食物外，一般食物皆含有矿物质，主要来源为蔬果、奶类、肉类、蛋黄等。 镁：海带、菠菜、坚果类等。 铁：动物内脏类、蛋黄等。 钾：蔬果类、五谷、根茎类等。 钙：奶类、蛋类等。
水	不产生热能	饮用水是食物来源。
膳食纤维	每克产生 8 千焦	非水溶性膳食纤维：蔬菜、壳类、豆类等。 水溶性膳食纤维：成熟的果实、海藻类等。

喂养一个健康的孩子，从认识七大类的营养素开始！

了解营养学要从认识七大类营养素开始。宝宝的健康成长离不开七大类基础营养素。如果要想做合格的父母，就先来了解以下营养素：碳水化合物、蛋白质、脂肪、维生素、矿物质、水和膳食纤维。

在人体的主要功能	
❶提供身体所需要的能量；参与脂质氧化的过程。	❷可以节省蛋白质的消耗，协助蛋白质促进人体生长发育。
❶蛋白质可修补新的组织，尤其对生长发育期（如婴幼儿、儿童、青春期）及怀孕期都非常重要。	❷帮助营养素的运输、构成酵素，并协助酸碱平衡以及水分平衡等。
❶提供身体所需能量，某些内脏器官由于脂肪的保护而免于受伤。	❷维持体温并调节体内各项发育等功能。
❶是维持生命、促进生长发育不可或缺的营养素。 ❷参与身体的代谢，并参与糖类、蛋白质、脂质的代谢。	❸维持红细胞以及神经系统正常运作。 ❹增强免疫功能，预防疾病的产生。
❶构成机体组织的重要成分，如骨骼、牙齿等。 ❷维持神经肌肉兴奋性和细胞膜的通透性。	❸维持体内酸碱平衡。 ❹调节心跳和肌肉收缩的功能。
❶促进食物的消化与吸收。 ❷调节体温；维持体内电解质平衡。	❸滋润各组织，减少器官摩擦。 ❹维持体内正常循环及排泄功能。
❶改善口腔及牙齿功能。 ❷促进钙质吸收。 ❸促进肠胃蠕动，消除便秘。	❹预防结肠和直肠癌。 ❺降低血脂，预防冠心病。 ❻改善糖尿病症状。

儿童的界定及其身体特质

儿童年龄范围存在争议，很多人都不太清楚儿童的年龄范围。国际《儿童权利公约》界定的儿童指 18 岁以下的任何人。《儿童权利公约》由联合国 1989 年 11 月 20 日大会通过，是有史以来最为广泛认可的国际公约。但是，社会和人们公认儿童的年龄段为 0~12 岁，因为此类人群正处学龄前和小学阶段，而且年龄比较幼小。

儿童身体发育特点

1

头部的发育特点

小儿头部发育最快的时期是半岁内。刚出生的孩子头围平均 34 厘米，半年内增长约 8 厘米，以后半年内增长约 3 厘米，第二年增长 2 厘米，第 3、4 年增长约 1.5 厘米，4~10 岁增长约 1.5 厘米，以后增长缓慢。头部的形状与睡姿有关，父母应经常调整小儿的睡姿，以免造成偏头。

2

胸部的发育特点

宝宝出生时胸围比头围小 1~2 厘米，12~21 个月时胸围才与头围相等，后随年龄增长胸围要大于头围。胸围大于头围的时间早晚与营养有关系，营养不良的宝宝，由于胸部肌肉和脂肪发育差，胸围超过头围的时间较晚。

3

脑的发育特点

宝宝神经系统发育是从胎儿时期开始的。宝宝脑的生长很快，新生儿脑的平均重量为 370 克，相当于体重的 1/8~1/9。6 个月孩子脑重约 700 克，1 岁时约达 900 克。大人脑约重 1500 克，相当于体重的 1/38~1/40。

营养对大脑发育非常重要，完全断氧几分钟即可对人脑造成不可逆的损伤。儿童生长时期脑对营养不足尤为敏感，此时应多注意营养。

7 儿童视力的发育过程

新生儿：短暂的原始注视，可跟随近距离中缓慢移动的物体，能在 15 厘米处调节视力和两眼协调。

1 个月：开始出现头眼协调，眼睛在水平面上随移动物体在 90° 内转动。

3 个月：调节范围扩大，头眼协调好。能看见 8 毫米大小的物体，可判断物体的大小及形状。

6 个月：目光跟随在水平及垂直方向移动的物体转 90°。

4

听觉的发育情况

小儿从新生儿期就有较好的听觉，1个月时能辨别音素，如"吧"与"啪"的微小差别等；3个月时能转头寻找声源；4个月时能听到悦耳的微笑；6个月时对母亲的语音有特殊反应；8个月时就能分辨语音的意思；1岁时能听懂自己的名字；2岁时能听从简单的吩咐。

5

语言的发育过程

语言与智能发育有着根本的联系。一般智能发育迟缓的小宝宝语言表达也有缺陷。小儿口语的发育要经过3个过程，分别是哭喊、咿呀发声、逐渐讲话。刚出生的孩子只会反射性地哭，到4个月时就会有简单意识地哭了，像饥饿、不适和疼痛时哭闹。生长到7~8个月时，就会发出"爸爸""妈妈""爷爷"等声音。随着年龄的增长，当听觉中枢与发音中枢间建立直联通路时，小儿就会学会发出有自己意思的语音。1.5~2岁小儿词汇量开始迅速增长，3岁增得更多，5~6岁时速度减慢，而此时喜欢说别人听不懂的话，即所谓的隐语和乱语。

6

性格的发育情况

不同的年龄阶段因神经生理成熟程度不同对物和人的认识及反应也不同。神经生理成熟程度相同的小儿在不同的家庭和不同文化经济条件下，其心理发展和性格类型也可完全不同，表现如下：

*情绪反应：*婴幼儿的面部表情受外界刺激的影响，早期微笑是模仿性的，以后的微笑常需亲人引逗。

*游戏：*婴幼儿喜欢在浴盆中玩水，3个月时喜欢玩手及捏弄水中玩具。2~3岁时可与其他小朋友在一起各自玩自己的玩具。4~6岁时能按游戏规则和多个小朋友做游戏。9~10岁儿童竞赛与合作能力高度发展。婴幼儿的情绪反应、对人的态度、游戏行为等都极大地受到榜样及鼓励的影响。

9个月：视线能随移动的物体上下左右地移动，能追随落下的物体，会找掉下的玩具。

1.5岁：能看见细小的东西，如爬行的小虫、蚊子，能注视3米远的小玩具。

2岁：能判断出物体的大小、上下、远近等。能主动避开障碍物，有精细的视觉反射运动。

5岁：会区别斜线、垂直线与水平线。这个年龄喜欢模仿画一些线条。

10岁：能正确判断距离与速度，接住从远处掷来的球和做简单的体育运动。

儿童健康成长必需的营养

Basic 03

宝宝从呱呱坠地到长大成人，需要经历不同的成长阶段，不同的时期对营养素的需求也是不同的。父母应该根据孩子各阶段的成长特点，为他们提供营养健康的饮食。

碳水化合物

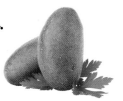

碳水化合物能提供儿童身体正常运作的大部分能量，起到保持体温、促进新陈代谢、维持大脑及神经系统正常功能等作用。

食物来源： 水稻、小麦、甜瓜、香蕉、胡萝卜、红薯等。

建议摄取量： 儿童 1 岁内每日每千克体重需碳水化合物 12 克，2 岁以上每日每千克体重需碳水化合物 10 克。

脂肪

脂肪能为人体储存并供给能量、保持体温恒定，缓冲外界压力，保护内脏等，是身体活动所需能量的最主要来源。

食物来源： 花生、黑芝麻、肉等。

建议摄取量： 0~6 个月的儿童摄取量为总能量的 45%~50%，6 个月 ~2 周岁是 35%~40%，2 周岁以后是 30%~35%。

蛋白质

蛋白质是机体细胞的重要组成部分和人体组织更新及修护的主要原料。充足的蛋白质是脑组织和骨骼生长发育的必要原料。

食物来源： 肉类、鱼虾、奶制品、豆类等。

建议摄取量： 新生足月的宝宝每天每千克体重需 2 克蛋白质；早产儿需 3~4 克，体重与足月宝宝一样时需求量也一样。1 岁以内蛋白质的获取主要依靠母乳和奶粉，平均每天 700~800 毫升。

维生素

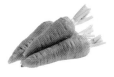

维生素能促进蛋白质、钙等物质的吸收，调节身体各种功能。

食物来源： 动物肝脏、水果和蔬菜等。

建议摄取量： 维生素非常重要，但不可过量摄取，摄入过量的维生素也会引发相应的疾病，要谨遵医嘱，根据宝宝的实际情况来服用，切不可胡乱给孩子喂维生素。

钙

儿童的成长需要大量的钙。钙可强化牙齿及骨骼，维持肌肉神经正常兴奋，调节细胞及毛细血管的通透性，强化神经系统的传导功能。

食物来源： 奶制品、豆及豆制品、蛋类、海产品、芹菜等。

建议摄取量： 0~6 个月的儿童每日钙的摄取量为 300 毫克，6 个月至 1 岁为 400 毫克，1~3 岁为 600 毫克，4~10 岁为 800 毫克，10~12 岁为 1000 毫克。

铁

铁负责血液中氧的运输和储存。铁在人体中参与血蛋白、细胞色素及各种酶的合成，促进生长。

食物来源： 蛋类、动物内脏、瘦肉、鸡肉、鱼虾、菠菜、芹菜、葡萄干等。

建议摄取量： 0~6 个月的儿童每日铁的摄取量为 0.3 毫克，6 个月至 1 岁每日摄取量为 10 毫克，1~4 岁每日摄取量为 12 毫克，4~11 岁每日摄取量为 15 毫克。

锌

锌对人体的许多正常生理功能的完成起着极为重要的作用。锌参与人体多种酶的活动，参与核酸和蛋白质的合成，能促进细胞的分裂和生长，对儿童的生长发育、免疫功能、视力及性发育有重要的作用。

食物来源： 牡蛎、瘦肉、蛋、粗粮、核桃、花生、黄豆等。

建议摄取量： 1~10 岁的儿童每日锌摄取量为 10 毫克。

钾

钾是机体重要的电解质，主要功能是维持酸碱平衡，参与能量代谢，维持神经、肌肉的正常运动。

食物来源： 黄豆、毛豆、香蕉、猕猴桃、草莓、菠菜、山药、黄鱼、牛奶等。

建议摄取量： 0~6 个月的儿童每日摄取量为 350~925 毫克，6 个月至 1 岁每日摄取量为 425~1275 毫克，1~3 岁和 4~7 岁每日摄取量分别为 550~1650 毫克和 775~2325 毫克。

膳食纤维

膳食纤维有增加肠道蠕动、减少有害物质对肠道壁的侵害、预防肠道疾病、增强食欲的作用，能保护儿童肠胃健康。

食物来源： 糙米、玉米、大麦、柑橘、苹果、白菜、薯类等。

建议摄取量： 4~8 个月的儿童，每日摄取量约为 0.5 克；1 岁左右的儿童约为 1 克；2 岁以上的儿童为 3~5 克。

透视饮食"金字塔"

从日常生活中，实行地中海饮食法

近年来，地中海饮食法在全球掀起了一阵热潮，被许多营养学专家认为是世界上最健康的饮食方式之一。营养学家发现，欧洲地中海沿岸的意大利、西班牙、希腊等国家的居民心脏病发病率很低。经调查分析发现，这与该地区的饮食结构有关。

有很多人在日常生活中已实践了地中海饮食法，有些人还一知半解。那么，地中海饮食法适合儿童吗？我们就简单地来了解一下吧。

认识地中海饮食"金字塔"

地中海饮食，是泛指希腊、西班牙、法国和意大利南部等处于地中海沿岸的南欧各国以蔬菜、水果、鱼类、五谷杂粮、豆类和橄榄油等为主的饮食风格。现也用"地中海式饮食"代指有利于健康的，简单、清淡以及富含营养的饮食习惯。世界卫生组织用"金字塔"结构来呈现地中海饮食，从下图可知地中海饮食的特色。

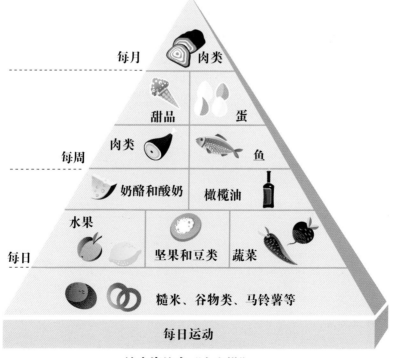

每月 —— 肉类
甜品 蛋
每周 —— 肉类 鱼
奶酪和酸奶 橄榄油
水果
每日 坚果和豆类 蔬菜
糙米、谷物类、马铃薯等
每日运动

地中海饮食"金字塔"

地中海饮食的特色

地中海饮食的特色就是天然、简单、清淡、营养，且符合少肉、高纤维、低盐的原则。

地中海饮食融合了法国、希腊、西班牙、意大利、土耳其等各国的饮食特色，以选择天然的食物为原则，少加工食品，低温烹调。

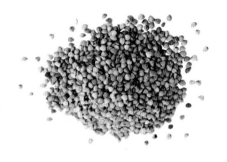

1 低温烹调

高温烹调使很多蔬菜中的维生素遭到破坏，低温烹调能避免食物中的营养流失。

2 多食水果和杂粮

水果和杂粮提供维生素、矿物质、能量、抗氧化剂及纤维。五谷杂粮包括小麦、燕麦、大米、玉米等。

3 多食蔬菜和菇类

地中海饮食将富含植物生化素和高纤维的蔬果、豆类、菇类巧妙搭配，可防止便秘。儿童饮食应不断增加纤维食物的含量。

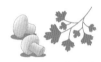

4 酸奶、奶酪

每日吃适量酸奶或奶酪也是地中海饮食的一个特点。该类食品中的钙能促进骨骼健康。

5 油脂使用橄榄油

橄榄油富含单不饱和脂肪酸、多种维生素及抗氧化物等，是非常适合人体营养的食用油，还能促进婴幼儿神经和骨骼发育。

6 少红肉、多鱼肉

地中海饮食提倡少红肉、多白肉。鱼、海鲜和鸡肉是不可或缺的食材，像三文鱼、沙丁鱼、鳕鱼都含有 ω-3 脂肪酸，对儿童脑部发育有很好的促进作用。

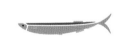

7 坚果、豆类

这类食物是健康脂肪、蛋白质和纤维的重要来源。为避免食用过多肉类带来的不利影响，建议常吃豆类及其制品，以及坚果等。

营养小看板

过去，旧的饮食金字塔是要我们饮食均衡。随着现代社会结构的改变，"文明病"与日俱增，地中海饮食法可以让孩子更加健康地成长，减少疾病的侵袭。

Basic 05 提倡平衡饮食，纠正偏食、挑食

儿童正处于生长发育的旺盛时期，特别需要全面、均衡的营养。长期的挑食、偏食势必会造成营养摄入不平衡，影响生长发育。因为任何偏食、挑食都会妨碍我们获得全面的营养，世界上也没有任何一种食物可以提供人体所需的全部营养素，因此必须吃多样的食物。

平衡饮食

不同的食物具有不同的营养功效，机体对各类营养成分都有一个量的要求，摄入多了或是少了都不行。因此，要注意饮食均衡，按比例摄入各类食物，并注意不同食物之间的搭配。婴幼儿与成人不同，其内脏器官发育尚不成熟，摄入的各种营养素比例更应适合自身的发育需求，一定要注意掌握膳食平衡原则。

POINT 1 食物酸碱性要平衡

酸碱平衡是人体赖以生存的平衡状态之一。健康的人体酸碱度总是维持在 7.35~7.45，呈现一种弱酸性的内稳状态。超出这个范围，偏酸或偏碱都会导致亚健康，如厌食、精神萎靡等，严重的甚至会影响智力发育和体格生长。

食物的酸碱性是指代谢出来的产物是酸性还是碱性。宝宝在吃鱼肉、主食的时候也要适当添加蔬菜、水果（0~3岁宝宝辅食的酸碱比例应该是1∶3）。酸性体质可以通过日常饮食调整成碱性体质。

POINT 3 摄取种类和方式要平衡

食物有甘、酸、辛、咸、苦五味。五味调和相得益彰，过多或过少都会使某一味的作用过偏，带来弊端，影响健康。在给宝宝准备饭菜时，不要按照自己的口味，要注意清淡、营养，不要加重宝宝的肾脏负担，留下安全隐患。

POINT 2 食物寒热温凉要平衡

根据天（节气）、地（地域环境、食物特性）、人（体质）的不同，父母可以调整宝宝身体的平衡。如成年人夏天喝绿豆汤、冬天吃羊肉，就是根据不同季节对饮食平衡的考虑。根据这个原理，宝宝受寒、感冒、流清鼻涕或者风凉肚痛时，就一定要用暖胃升火的生姜驱除寒气。反之，如果宝宝因内热而流鼻涕，应该用清热去火的食物搭配来平衡体质。

POINT 4 食物的五味要平衡

给孩子准备食物要杂而广。可食用的植物性食物有七大类，分别是谷类、豆类、薯类、菌类、藻类、水果类、蔬菜类；可食用的动物性食物有六大类，分别是肉类、蛋类、奶类、禽类、鱼类和甲壳类。选择食物不偏不废、广泛摄取，才能做到真正意义上的平衡膳食。

挑食和偏食

孩子的味蕾比成人的多（味蕾随着年龄的增长而减少），所以更挑食，这也可能是孩子不愿意吃某类食物的原因。随着宝宝慢慢长大，对食物渐渐有了基本的喜好，但是对健康的饮食习惯却不了解。他们吃东西往往由着性子来，喜欢的吃个没完，不喜欢的连碰都不碰。再加上现在多数孩子都是独生子女，几个大人围着转，难免会过度宠爱，造成挑食、偏食的坏习惯。

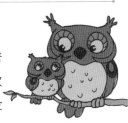

纠正偏食与挑食的 **5** 个方法

纠正孩子的坏习惯不是一朝一夕可以完成的，家长一定要有耐心，也要"狠"心。孩子很可能又哭又闹，甚至饿着肚子都不吃一口其他食物，这时就更要注意方式方法：

☑ **1.** 平时不要给孩子太多的零食，适当增加户外运动，孩子自然就会有食欲。

☑ **2.** 家长的态度要一致。不要不停地问孩子喜欢吃什么，更不要专门把好菜挑出来留给孩子。

☑ **3.** 家长不要拿吃饭和孩子讲条件，不然孩子更会将吃饭当作"武器"。

☑ **4.** 孩子不好好吃饭时，可采取"饥饿疗法"，不要担心他饿。一顿两顿没吃好，不会对身体造成影响，反而下顿饭会胃口大开。

☑ **5.** 尽量注意饮食营养和色香味的搭配。

培养孩子良好饮食习惯的 **4** 个方法

好的习惯必须从小抓起。合理的饮食结构和良好的饮食习惯是孩子身体健康成长的保证。一般应做到以下几点：

☑ **1. 舒适的进餐环境：** 进餐的环境要安静，餐前要洗手。大人不要在进餐时训斥孩子，保持孩子心情愉快。

☑ **2. 食物种类多样：** 食物应注意粗细搭配，粮食类（包括粗粮、细粮）、豆类、肉蛋类、鱼类、蔬菜、水果、油、糖等各种食物都要吃。

☑ **3. 定时定量：** 早餐、午餐（点）、晚餐以 25%、35%（10%）、30% 的比例为宜。教孩子细嚼慢咽。

☑ **4. 调味料尽量少：** 盐分会影响血压和增加肾脏的负荷，而糖分过多则会使人肥胖，应尽量少吃。

Basic 06 注重维生素和矿物质的补充

维生素

维生素是机体为维持正常的生理功能而必须从食物中获得的一类微量有机物质，虽然含量很少，但是对婴幼儿的发育成长却有不可忽视的作用，在人体生长、代谢、发育过程中发挥着重要的作用。

维生素种类很多，就其性质不同，可分为脂溶性维生素与水溶性维生素。维生素 A、D、E、K 就是属于脂溶性维生素，这些维生素和油脂结合在一起便能发挥出很好的功效，但也因为可以溶于油脂中，一旦摄取过量，不能排出体外，就有可能造成维生素过多，给身体造成负担。至于水溶性的维生素，它溶于水，即使摄取过多，也会随着尿液排出体外。所以，最好每天都摄取足够的水溶性维生素。维生素 B 族、C 就是水溶性维生素。

维生素功能表

维生素 A

功效： 维生素 A 素有"眼睛的守护神"之称，对于婴幼儿的视力发育有很大的帮助。此外，婴幼儿牙齿、骨骼、头发的成长也需要维生素 A 的大力帮忙；而细胞的正常运作，维生素 A 更是功不可没。

食物来源： 牛奶、鲑鱼、绿色蔬菜、马铃薯、豌豆、花生、黄豆等。

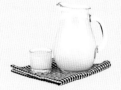

维生素 B_2

功效： 维生素 B 族对维持人体的神经机能起着重要的作用。维生素 B_2 被称为是"成长的维生素"，身体内如果维生素 B_2 不足，会造成婴幼儿生长发育受挫，从而导致发育不良。因此，维生素 B_2 对婴幼儿的成长发育特别重要。

食物来源： 猪肉、猪肝、鸭肝、蛋、杏仁、沙丁鱼、奶酪等。

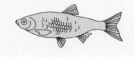

维生素 B₆

功效：维生素 B_6 是合成核酸的重要营养素，在生长和认知发育、免疫功能、抗疲劳及类固醇激素活性等方面发挥重要作用。维生素 B_6 能降低宝宝患慢性疾病的风险。胎儿期及宝宝出生以后都需要足够的维生素 B_6。

食物来源：芦笋、鸭肝、卷心菜、玉米等。

维生素 B₁₂

功效：维生素 B_{12} 是制造红细胞的原料，和叶酸一起使用，可以预防贫血。维生素 B_{12} 是代谢糖类、脂肪、蛋白质的重要元素，能促进生长、增强食欲，还能维持脑部和神经系统的健康。

食物来源：海苔、蛤蜊、牡蛎、瘦肉等。

维生素 C

功效：维生素 C 能促进铁质的吸收，活化细胞与细胞间的联系。它有一项特别的功能，即促进人体骨胶原的合成，胶原质是人体牙齿、骨骼、组织细胞等的组成部分，而维生素 C 在协助骨胶原的生成过程中起重要作用。

食物来源：橘子、柠檬、猕猴桃、草莓等。

维生素 D

功效：维生素 D 是帮助钙、磷吸收利用的重要物质，对婴幼儿骨骼的生长特别重要。婴幼儿缺乏维生素 D，易发生骨折、脊椎弯曲，甚至出现 O 型腿。摄取维生素 D，除了饮食，还可到户外适度晒太阳，让身体自行合成。

食物来源：干香菇、鲑鱼、牛肝、奶酪等。

维生素 E

功效：维生素 E 可以增强脑神经细胞的活力，维持正常的免疫功能。可保护神经系统、骨髓肌、视网膜免受氧化损伤。人体神经、肌肉系统的正常发育和视网膜的功能维持需要足够的维生素 E。

食物来源：食用油、花生、杏仁、莴苣等。

维生素 K

功效：维生素 K 可以让新生儿体内血液循环正常进行，也是凝固血液的重要营养素。婴儿一出生便会被注射维生素 K。

食物来源：卷心菜、鱼肝油、蛋黄、奶酪等。

矿物质

　　矿物质类要比蛋白质、碳水化合物、维生素更重要，因为矿物质必须由外部经饮食才能摄入补充。如果人体摄入营养不平衡，就很容易造成矿物质缺乏性疾病。

　　人体中含有的各种元素，除了碳、氧、氢、氮等主要以有机物的形式存在外，其余60多种元素统称为矿物质（也叫无机盐），其中25种为人体所必需。钙、镁、钾、钠、磷、硫、氯7种元素含量较多，占矿物质总量的60%~80%，称为宏量元素；而其他元素如铁、铜、碘、锌、锰、钼、钴等，存在数量极少，在人体内含量少于0.005%，被称为微量元素。

矿物质功能表

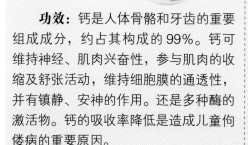

钙

功效：钙是人体骨骼和牙齿的重要组成成分，约占其构成的99%。钙可维持神经、肌肉兴奋性，参与肌肉的收缩及舒张活动，维持细胞膜的通透性，并有镇静、安神的作用。还是多种酶的激活物。钙的吸收率降低是造成儿童佝偻病的重要原因。

食物来源：牛奶、豆腐、芝麻、绿色蔬菜等。

铁

功效：铁在神经细胞生长、增殖、分化及髓鞘化等过程中发挥着重要作用。铁参与红细胞血红蛋白的构成，占全身总铁量的67%；其余的铁是构成肌红蛋白、细胞色素C和多种酶的主要成分。身体中铁将氧输送至人体每一个细胞以完成能量代谢。

食物来源：猪肝、深绿蔬菜、黑木耳、大枣等。

磷

功效：磷是机体中的重要元素，是构成骨骼和牙齿的重要成分，另一方面参与体内大分子的组成和重要物质代谢过程。在儿童活跃的生长发育阶段，磷的运转率高于成年期。母乳喂养的婴儿磷吸收率为85%~90%，学龄前儿童或成人吸收率为50%~70%。

食物来源：鱼、蛋黄、面粉、牛肉、花生等。

镁

功效：镁是人体内含量较多的阳离子之一。镁参与蛋白质的合成，能激活人体内多种酶，调节神经肌肉和系统活动，保证心肌正常收缩，有缓和情绪、舒缓失眠、维护神经、舒缓肌肉紧张等功效。

食物来源：海带、菠菜、香蕉、腰果等。

锌

功效：锌是人体内 200 多种酶以及合成核酸的组成成分，是生长发育的必需物质。锌可促进神经系统和大脑的健康，对于处于发育阶段的胎儿来说尤其重要。对骨骼和牙齿的形成、头发的生长等，都有帮助。

食物来源：牡蛎、山核桃、青豆、豌豆、蛋黄、全麦谷物、花生、杏仁等。

钾

功效：钾为人体重要的阳离子之一，有调节酸碱平衡和维持正常心肌的作用，是细胞生长代谢所需营养素。人体内钾总量减少可引起钾缺乏症，可使肌肉、消化、心血管、泌尿、中枢神经等系统发生功能性或器质性改变。

食物来源：香蕉、猕猴桃、苋菜、黄豆等。

碘

功效：碘被吸收后主要用于合成人体甲状腺激素。甲状腺激素的作用是维持人体基本生命活动，促进体内物质分解代谢，增加耗氧代谢，支持脑下垂体的正常功能，维护脑和神经系统的正常发育，从而促进儿童生长发育。

食物来源：海菜、海鱼、龙虾、干贝等。

铜

功效：铜是人体必需的微量元素，可抗氧化，主要功能为催化作用。铜在婴儿生长，造血系统完善，骨骼强化，脑、中枢神经系统、心脏、肝脏、免疫功能发育，葡萄糖和胆固醇代谢中，均起着一定的作用。

食物来源：肉类、乳制品、马铃薯、全麦面包、海鲜等。

锰

功效：锰是人体必需微量元素，对维持生命活动具有重要作用。锰参与黏多糖合成，与结缔组织韧性、硫酸软骨素、钙磷代谢密切相关。缺锰时儿童发育停滞，易引起侏儒症。

食物来源：海藻、黄绿色蔬菜、坚果、荞麦、燕麦等。

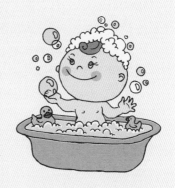

营养补充不可过度，注意适度

从宝宝出生开始，爸妈们都在为他们的营养问题而努力着，努力使营养素的补充均衡。宝宝一出生，钙片、维生素AD、鱼油、多维营养素等五花八门的儿童营养补充剂让家长眼花缭乱。

还有一些家长担心孩子营养不良，给孩子补充各类营养；也有父母溺爱孩子，什么都给孩子最好、最多的，导致儿童摄入的营养过多，造成营养过剩，不仅不利于孩子的健康成长，还会带来诸多疾病。

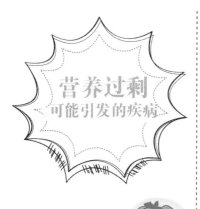

营养过剩
可能引发的疾病

1. 蛋白质过多

蛋白质的代谢产物氮是经肾脏排出的，肾脏排氮量有一定限度，过多则不能负担。婴幼儿肾功能尚未发育完善，不能将体内过多的氮排出。若孩子又出现发热、腹泻等症状，人体内水分不足，小便浓缩，可致高氮血症，引起患儿嗜睡、少尿或无尿、惊厥等症状。若长期摄入蛋白质过多，可产生高脂血症。一般对婴幼儿的蛋白质供给每千克体重计算不超过4克，注意供给定量的水分。

2. 脂肪过多

脂肪过多可引发肥胖病。儿童在1岁内摄入脂肪过多，多数在成年患肥胖病。肥胖增加心脏负担，易引发心血管疾病。

3. 碳水化合物过多

食糖属精制碳水化合物，摄入过多，除代谢需要外，其余均转为脂肪储存于体内，易引发肥胖症，并导致心血管疾患。

4. 维生素A过量

如果服用维生素A制剂每日大于5万单位（相当于浓缩维生素A两粒或浓缩鱼肝油滴剂30滴），连续3个月可发生中毒症状。症状为食欲不振、皮肤发痒、易激动、毛发脱落、骨膜增殖性改变、口腔黏膜脱落等。

5. 维生素D过量

如果每日服用维生素D制剂2000~5000单位（相当于淡维生素AD滴剂10克或浓剂1克即约30滴），连续数周可发生中毒症状。表现为无力、食欲缺乏、恶心呕吐、腹泻，甚至造成肾损害和血管钙化等，后果严重。

6. 维生素C过量

维生素C是水溶性维生素，摄入过量的维生素C易发生肾结石，可使钙、磷从骨内移出，还可导致腹泻、腹痛等。

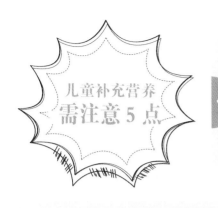

儿童补充营养
需注意 5 点

多维营养素，偏食孩子可选择

1 多维营养素是指包含多种维生素和矿物质的复合营养素。现在偏食、挑食的孩子很多，饮食结构不合理，如果家长想给孩子补，可以小剂量地少补，剂量最好不要超过膳食指南推荐量的一半。

维生素 AD，不常晒太阳需要补

2 0~3 岁婴幼儿需要维生素 A 与维生素 D 共同作用，以促进骨骼发育、提高免疫功能。现在的主要剂型是维生素 AD 胶丸、滴剂或鱼肝油。一般在孩子 1~2 个月时开始补，等到孩子可以吃软食、吃正常的食物后就可不再补充，经常出去玩、晒太阳的孩子也可不补。

维生素 C，最没必要补

3 市场上有不少给孩子吃的维生素 C 咀嚼片、饮剂，甚至糖果。其实维生素 C 最不需要补，每天水果和蔬菜都吃够就能摄取足够的维生素 C。如果水果、蔬菜已经吃够了，再额外补充维生素 C，反而会增加肾脏负担。

DHA 鱼油，不如多吃深海鱼

4 DHA 是一种不饱和脂肪酸，是组成大脑神经的结构性物质。研究发现，DHA 与大脑发育、视力发育有直接关系。补充 DHA，推荐让孩子多吃含量丰富的深海鱼，比光吃鱼油要好很多。鱼最好蒸着吃，可以最大限度地保留营养。

钙剂，喝够奶就无需补

5 一般孩子 2 岁前吃母乳或奶粉，2 岁后喝鲜牛奶，每天 500 毫升奶加上食物中所摄取的钙，就可满足钙的需求量。补钙的同时应补充维生素 D，以促进钙的吸收。2 岁以上的儿童，生长发育速度减缓，多晒太阳、调理膳食即可。冬季出生的宝宝由于接受日照不足，容易缺乏维生素 D，影响体内钙的吸收和代谢，可适当补充。

最后，衡量孩子是否缺乏营养素，一定要看他们的饮食习惯、生长发育、精神状况是否正常，最好定期去医院做检测。家长不管孩子缺不缺先补了再说，是绝对不行的。即使孩子真的缺乏某种营养素，也一定要注意补的时间不能过长，否则可能造成中毒。其实，身体健康的孩子没必要额外补充营养素，只要保证"自然食物、均衡膳食"，做到肉、蛋、奶、蔬菜、水果均衡摄取，粗粮、细粮都吃就可以了。

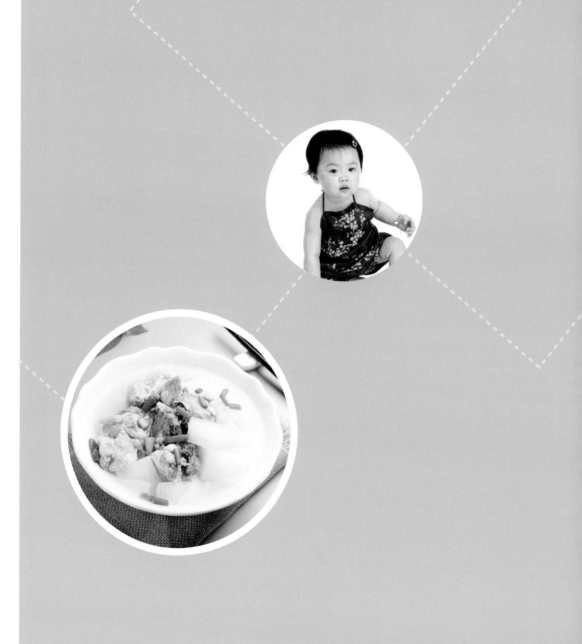

Chapter
2

促进儿童健康成长的好食物

　　人体的营养是从自然界中各种各样的食物中获取的。这些食物具有的功效各不相同，对我们身体的作用也大不相同。为了能够更加科学合理地为孩子们补充身体所需的能量和营养，让他们健康茁壮地成长，我们将食物按不同的功效来进行分类，让大家在日常生活中给孩子选取食材时，有一个好的借鉴。

健脑益智的好食物

人脑的发育有一个特点是"先快后慢"。整个脑部将近75%的发育过程集中在2周岁之前，7周岁之前是儿童脑部发育的关键时期。如果这个时期能够保证儿童的脑部营养供应充足，那么，他的人生将具有一个非常不错的起点。

脑部的发育的特点是：脑细胞的数量增加是一次性完成的，从胎儿10~18周开始，到8个月时便基本结束。之后脑细胞不会增加，只是发育得更加完善而已。在这一时期，如果营养充足，脑细胞的数量就会增多，也发育得更加完善，日后自然更加聪明；如果营养不足，脑细胞数量不够，则很容易造成智力低下。

儿童健脑益智不可或缺的营养素

蛋白质

蛋白质是脑细胞的主要成分之一，占脑比重的30%~35%。蛋白质是人脑从事复杂智力活动的基本物质，膳食中的蛋白质主要功能是供给人体氨基酸。研究发现，大脑中氨基酸含量的多少，决定了人的智力与记忆力的高低，补脑的关键是补足氨基酸营养，而氨基酸就是蛋白质水解后的产物，也就是说，补充氨基酸的最佳方式是补充蛋白质。

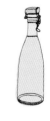

碳水化合物

碳水化合物又称糖，是热量的源泉，也是脑活动的能源。人从食物中摄取的糖分，进入身体内分解成葡萄糖、果糖等被身体吸收，葡萄糖被血液输送到身体各部位，脑是消耗量最多的器官。脑所消耗的葡萄糖量是全身能量消耗总数的20%。

卵磷脂

卵磷脂是构成脑神经组织、脊髓的主要成分，占大脑神经元中的含量为1/5。卵磷脂经过代谢后，会释放一种物质叫乙酰胆碱，它是脑神经细胞之间传递信息的物质，少了它，大脑传递信息会遇到障碍。儿童适量补充卵磷脂，有促进大脑发育的作用。

维生素 C

维生素 C 对胎儿大脑的发育有着极其重要的作用，可改善脑组织对氧的利用率，使大脑功能灵活敏锐。维生素 C 能促进脑细胞结构的坚固，消除细胞间的松弛和紧张状态，使身体的代谢功能旺盛。充足的维生素 C 能明显促进儿童大脑的发育，提高儿童的智商和记忆力。

维生素 E

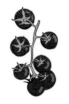

维生素 E 对脑的作用是防止不饱和脂肪酸的过氧化，防止脑陷入酸性状态。脑内的脂肪发生氧化后，就会使脑开始衰老，维生素 E 有较强的抗氧化作用，防止脑内产生过氧化脂质，预防脑疲劳，延缓脑的衰老。

维生素 B 族

维生素 B 族包括维生素 B_1、维生素 B_2、维生素 B_6、烟酸、泛酸、维生素 B_{12} 等，维生素 B 族是碳水化合物、蛋白质、脂肪代谢不可或缺的物质，一旦缺乏，人的代谢就会出现障碍，脑细胞的功能就会立刻降低。维生素 B 族中各个种类的缺乏，对人脑的影响略有差异。

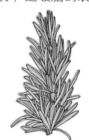

矿物质

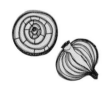

铁、锌、碘等矿物质对儿童的大脑发育十分重要。铁影响血液的供给，是细胞生长繁殖所必需的营养素。锌对胶质细胞的形成极为重要，缺锌会学习困难。碘对胎儿及婴儿脑部神经系统的发育起特别的作用，严重缺碘时，脑及神经组织发育停滞，造成智力发育障碍。

叶酸

叶酸是人体必需的维生素，参与核酸、氨基酸、蛋白质、磷脂的代谢，与细胞分化密切相关。女性在孕早期补充叶酸能有效预防新生儿神经管畸形的发生，其保护率高达 72%。

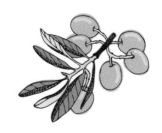

黄豆
Huang dou

益智健脑营养素

蛋白质、卵磷脂、必需氨基酸

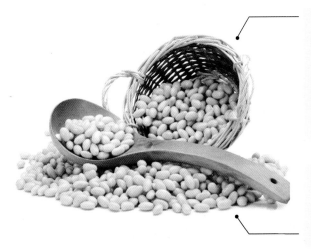

食材小档案

产地：中国。

每日适用量：60 克。

保存方式：放置在无阳光直射、干燥的地方。

选购要点

颗粒饱满，色黄、有光泽者；无霉味、无酸味的好。

功 效

黄豆中含有较多的蛋白质和必需氨基酸，这些都是对大脑有益的营养素。黄豆富含谷氨酸，而谷氨酸是大脑活动的物质基础，是人类智力活动不可缺少的营养物质，所以多食用黄豆对儿童的大脑发育很有益处。

黄豆富含蛋白质和矿物元素铁、镁、钼、锰、铜、锌、硒等，以及人体 8 种必需氨基酸、卵磷脂、可溶性纤维和微量胆碱等营养素，具有健脾、益气、润燥、降低胆固醇、利水、抗癌的功效。

食材组合

	搭配食材	营养成分	症状效用	推荐菜谱
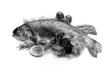	鲑鱼	DHA	活化脑细胞	黄豆烧鲑鱼
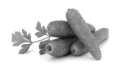	胡萝卜	β-胡萝卜素、多种维生素	有助骨骼发育	胡萝卜黄豆猪蹄汤

鹌鹑蛋
An chun dan

益智健脑营养素
蛋白质、磷脂、维生素 A

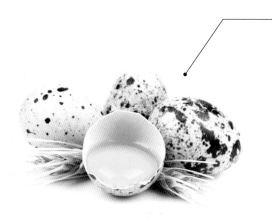

食材小档案

每日适用量： 3~4 个。

保存方式： 常温下储藏 10 天，冷藏保存 1 个月不变质。

选购要点

　　优质鹌鹑蛋色泽鲜艳、壳硬，蛋黄呈深黄色、蛋白黏稠。

功 效

　　鹌鹑蛋富含蛋白质。蛋白质对于生命活动是非常重要的物质，对大脑的发育起着举足轻重的作用；鹌鹑蛋中的磷脂含量比同等重量的鸡蛋含量高 3~4 倍，其中丰富的卵磷脂和脑磷脂是高级神经活动不可缺少的营养物质，有助于大脑的发育。而且鹌鹑蛋的营养分子比较小，比鸡蛋更容易被人体消化吸收。

食材组合

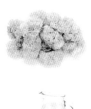

搭配食材	营养成分	症状效用	推荐菜谱
银耳	多种氨基酸	提神醒脑	银耳鹌鹑蛋玉米粥
牛奶	蛋白质	增强免疫力	鹌鹑蛋牛奶

燕麦
Yan mai

益智健脑营养素
亚油酸、必需氨基酸、维生素 E

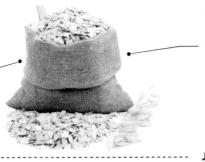

每日适用量
50~150 克

选购要点

在选购市面上的燕麦片时，尽量选择颗粒大一些、无添加的产品。

食材组合

搭配食材	营养成分	症状效用	推荐菜谱
牛奶	钙和蛋白质	营养丰富	牛奶麦片粥
南瓜	增加维生素	健脾养胃	南瓜燕麦粥

功 效

燕麦中的维生素 E 有抗氧化功能，可预防血液中氧化脂质的形成，让脑筋保持灵活、清醒。燕麦所含有的人体必需氨基酸能满足机体的需要，经常食用有利于儿童的脑部发育。

三文鱼
San wen yu

益智健脑营养素
色氨酸、谷氨酸、ω-3 不饱和脂肪酸

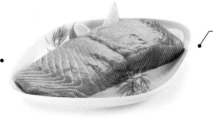

每日适用量
50~100 克

选购要点

鱼鳞完整无损、闪银白光，鱼鳃呈红色，鱼身结实有弹性者佳。

食材组合

搭配食材	营养成分	症状效用	推荐菜谱
柠檬	维生素	利于营养吸收	柠檬三文鱼
蘑菇	多糖体	提高免疫力	三文鱼蘑菇汤面

功 效

三文鱼所含的色氨酸可调节神经兴奋、睡眠；谷氨酸能兴奋中枢神经，对儿童的大脑发育和维持脑细胞功能有重要作用；不饱和脂肪酸有助于小儿智力发育，能提高记忆力、改善视力等。

核桃
He tao

益智健脑营养素

蛋白质、不饱和脂肪酸、钙

每日适用量
20~25 克

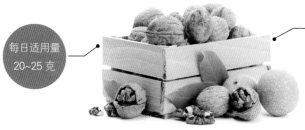

选购要点

优质核桃外表圆整、纹路均匀、黄中略微发白，壳薄，掂在手中有厚重感。

食材组合

搭配食材	营养成分	症状效用	推荐菜谱
牛奶	钙和蛋白质	调补脾胃、促进生长	牛奶核桃芝麻糊
百合	生物碱	补益肝肾、安神健脑	核桃百合粥

功 效

含丰富的磷脂和赖氨酸，能有效补充脑部营养、健脑益智、增强记忆力。所含的亚油酸和维生素 E，还可提高脑细胞的生长速度，非常适合正处于生长发育期的儿童食用。

虾
Xia

益智健脑营养素

维生素 A、锌、蛋白质

每日适用量
50~100 克

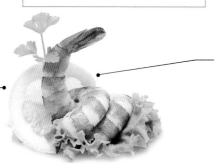

选购要点

新鲜的虾体形弯曲，颜色鲜亮，壳厚较硬，眼突，肉质细嫩，有弹性。

食材组合

搭配食材	营养成分	症状效用	推荐菜谱
香菇	β - 葡聚糖	降低血液中的胆固醇	香菇虾仁炒饭
燕麦	氨基酸和蛋白质	有利于牛磺酸的合成	冬瓜燕麦虾仁粥

功 效

虾可温补脾胃，改善食欲，且含有优质蛋白质及多种维生素。儿童经常吃虾，可促进大脑和神经系统发育，提高智力和学习能力，还有助于补充钙质，促进骨骼生长发育。

增强记忆力的好食物

记忆力是人类智力的重要组成部分，对孩子未来的发展产生非同寻常的影响。记忆力与遗传有一定的关系，但不完全取决于遗传因素，通过后天的营养补充和适当训练，孩子的记忆力可以得到大幅度的提升。

孩子在 0~7 个月的时候能短暂记忆周边事物；7~9 个月能想起不在眼前的事物；9~12 个月能在记忆的基础上进行模仿；1~3 岁记忆力开始迅速增强。在这个阶段摄取充足的营养，为孩子记忆力发展打好基础，智力不断发展，知识不断累积，宝宝也就更聪明。

增强记忆力的营养素

乙酰胆碱

中枢胆碱系统与学习、记忆密切相关，乙酰胆碱（ACh）是中枢胆碱系统中重要的神经递质之一，在学习记忆中起重要作用。人的脑组织有大量乙酰胆碱，但乙酰胆碱的含量会随着年龄的增长而下降。所以需要不断补充，才能增强大脑记忆力。

脂肪

脂肪中所含的磷脂和胆固醇是人体细胞的主要成分，在脑细胞和神经细胞中含量最多，因而脂肪可维持脑细胞和神经细胞功能的健全，加快大脑处理信息的速度，增强记忆力。当脂肪摄入量和存储量不足时，会使脑细胞受损，直接影响人的记忆力。

牛磺酸

牛磺酸与婴幼儿的中枢神经及视网膜等的发育有密切关系，可促进婴幼儿脑组织和智力发育，提高脑部功能。儿童补充适量牛磺酸，可以提高记忆的速度及准确性，能够延缓神经系统的衰老。

矿物质和微量元素

钙能够保证脑力旺盛、工作持久、头脑冷静并提高判断力。磷是脑力活动的重要元素之一，参与生物氧化、调节能量和物质代谢，是构成脑磷脂、卵磷脂的重要成分，对维护大脑和脑神经细胞的构成与功能起着十分重要的作用。铁质可使红细胞运氧的能力加强，使脑组织供氧充足。锌缺乏会影响智力，妨碍正常的学习记忆功能。

鸡蛋
Ji dan

增强记忆力营养素

优质蛋白、卵磷脂、维生素 A

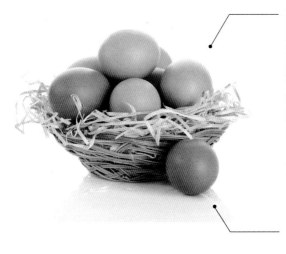

食材小档案

每日适用量： 1~2 个。

保存方式： 不要用水冲洗，会破坏表面的保护膜；尖端朝下冷藏，防止微生物侵入蛋黄。

选购要点

蛋液在灯光下呈透明者，蛋壳表面有粗颗粒者。

功 效

鸡蛋特别是蛋黄含有蛋白质和磷脂。鸡蛋中氨基酸的种类和比例几乎完全符合人体对氨基酸的需求量，而且吸收率很高，是儿童补充营养的第一选择；而卵磷脂是一种混合物，是人体生命活动的基础，有增强大脑记忆力的功能。

鸡蛋健脑益智，能促进肝细胞再生、增强肝脏的代谢解毒功能。体质虚弱、营养不良的儿童都可以食用鸡蛋。

食材组合

	搭配食材	营养成分	症状效用	推荐菜谱
	土豆	维生素 C	改善头发和指甲	西红柿土豆蛋包饭
	菇类	食物纤维	改善肌肤	香菇滑蛋盖饭

花生
Hua sheng

增强记忆力营养素

锌、不饱和脂肪酸、卵磷脂

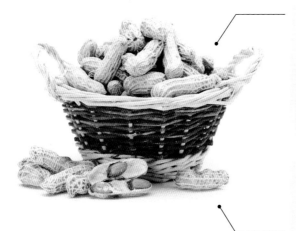

食材小档案

产地：亚洲、美洲、非洲等地。

每日适用量：30~80 克。

保存方式：洗净晾晒至七八成干，放至通风处。

选购要点

以颗粒饱满、形态完整、大小均匀、肥厚而无杂质为佳。

功 效

花生富含锌和不饱和脂肪酸。锌在儿童的生长发育过程中起重要作用，包括促进维生素 A 的利用与代谢，促进智力与身体发育等。不饱和脂肪酸是儿童大脑、神经系统和体格发育必需的营养物质。花生蛋白中含 10 多种人体所需的氨基酸，其中的赖氨酸可使儿童提高智力，谷氨酸和天冬氨酸可促进细胞发育，增强大脑记忆力。

食材组合

	搭配食材	营养成分	症状效用	推荐菜谱
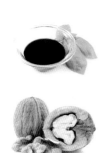	醋	柠檬酸	增食欲、降血压	老醋花生
	核桃	蛋白质	增强记忆力	花生核桃糊

苹果
Ping guo

增强记忆力营养素

维生素、锌、磷、钙

每日适用量
1~2个

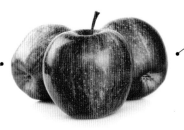

选购要点

果柄有同心圆、表面有条纹、大小匀称、色泽均匀、有光泽为佳。

食材组合

搭配食材	营养成分	症状效用	推荐菜谱
红薯	蛋白质	润肠通便、健脾益胃	苹果红薯泥
牛奶	蛋白质和钙	镇静安神、强化骨骼	苹果牛奶汁

功效

苹果有"智慧果"、"记忆果"之称，多吃有增强记忆力的效果。其富含的锌是促进生长发育的关键元素，还是构成核酸与蛋白质必不可少的元素。

鱿鱼
You yu

增强记忆力营养素

牛磺酸、钙、磷、铁

每日适用量
50~100克

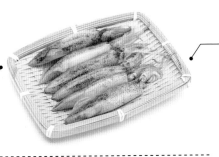

选购要点

体形完整、呈粉红色、有光泽、肉肥厚、半透明、背部不红者佳。

食材组合

搭配食材	营养成分	症状效用	推荐菜谱
黄瓜	维生素	提供全面均衡营养	黄瓜鱿鱼汤
竹笋	膳食纤维和维生素	营养互补	竹笋鱿鱼丝

功效

鱿鱼含牛磺酸，有改善记忆力、提高免疫力、减少红细胞膜缺陷的作用。鱿鱼富含蛋白质、钙、磷、铁、碘、锰等，儿童常食鱿鱼，有利于生长发育和完善造血系统功能。

榛子
Zhen zi

增强记忆力营养素

蛋白质、氨基酸、不饱和脂肪酸

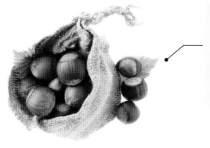

每日适用量
20~30克

选购要点

个大圆整、仁衣色泽黄白、仁肉白净、壳薄、无木质毛绒者佳。

食材组合

搭配食材	营养成分	症状效用	推荐菜谱
小米	维生素	健脾开胃	榛子小米粥
核桃	不饱和脂肪酸	安神、强身健体	榛子核桃蛋挞

功效

榛子富含单不饱和脂肪酸和多不饱和脂肪酸，其中多不饱和脂肪酸在进入人体后可生成被称为"脑黄金"的DHA，可以提高记忆力、判断力，使人变得更加聪明，儿童可常食。

黄花菜
Huang hua cai

增强记忆力营养素

蛋白质、维生素C、卵磷脂

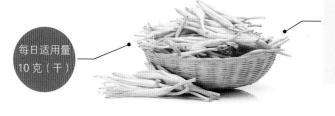

每日适用量
10克（干）

选购要点

色泽浅黄或金黄、质地新鲜无杂质、条身均匀粗壮、手感柔软有弹性为佳。

食材组合

搭配食材	营养成分	症状效用	推荐菜谱
鸡蛋	蛋白质	强身健体	黄花菜鸡蛋汤
猪排	蛋白质和钙	增强体质	黄花菜排骨汤

功效

黄花菜富含卵磷脂，是机体中许多细胞特别是大脑细胞的重要组成部分，对增强和改善大脑功能有重要作用，对注意力不集中、记忆力减退、脑动脉阻塞等有特殊疗效，儿童可经常食用。

FOOD 03 促进孩子长高的好食物

从出生到 1 周岁是孩子一生中成长最快的阶段，之后速度逐渐慢下来，一直到进入青春期，性激素启动和生长激素交互作用，孩子的身高、体重又开始急剧增加。

过了青春期，骨骼中的骨骺开始闭合，身高便停滞不前了。因此从出生开始到骨骺闭合之前，可以通过均衡营养饮食、合理调整作息时间、适当运动来帮助孩子长高。

促进长高的营养素

蛋白质

蛋白质是儿童成长发育所需的主要物质，包含骨骼形成和生长中起重要作用的胶原，以及大量的氨基酸，如甘氨酸、脯氨酸等。另外，生长激素也属于蛋白质。钙等物质的吸收也需要蛋白质参与。因此，儿童需要补充优质蛋白质。

矿物质

骨骼中对身高最有影响的就是脊椎骨和脚骨，而钙是构成骨骼的重要元素。另外，磷、钾、硫、钠等也是骨骼的重要成分。锌是有助于儿童身高生长的重要营养素。儿童缺锌直接影响骨细胞分化和增殖的基本过程。

维生素

维生素 B_2 是成长促进剂，而缺乏维生素 D 会导致骨质软化，造成弯腰驼背等。维生素 A 是维持儿童生长必需的营养素，对促进骨骺中细胞的活性也有重要作用。此外，维生素 A 还可通过甲状腺激素来影响身高增长。维生素 C、D 和维生素 B 族可促进人体内的蛋白质进行再合成。

脂肪

脂肪酸，尤其是必需脂肪酸，不仅能供给能量，还能促进维生素的吸收。

纤维素

纤维素可扫除对增高有阻碍的肠内有害物质，促进养分的消化和吸收。

牛奶
Niu nai

促进长高营养素
钙、磷、钾、氨基酸

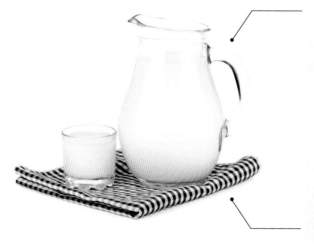

食材小档案
每日适用量：200~300 毫升。
保存方式：需冷藏。

选购要点
新鲜、未过期者，乳白色或微黄，无异味、无杂质、无凝固者。

功效

牛奶富含钙和磷，适量的磷对儿童的生长发育和能量代谢都必不可少。磷存在于人体的所有细胞中，是构成骨骼、牙齿等的必要物质。食物中钙磷比例约为 2∶1 时，人体对钙的吸收率最高。

牛奶中的矿物质种类非常丰富，除了钙，磷、铁、锌、铜、锰、钼的含量也非常高，是人体补钙的最佳食物来源。

食材组合

	搭配食材	营养成分	症状效用	推荐菜谱
	草莓	维生素	养心安神	草莓牛奶汁
	鸡蛋	蛋白质	增强免疫力	牛奶炖蛋

沙丁鱼
Sha ding yu

促进长高营养素

维生素 D、钙、磷脂、蛋白质

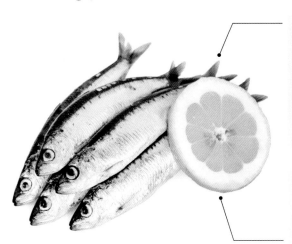

食材小档案

每日适用量: 50~100 克。

保存方式: 不易保存,保存需冷冻。

选购要点

选鱼眼清澄透亮、鱼身结实、鱼鳞完整者。

功 效

沙丁鱼富含维生素 D 和钙。维生素 D 与钙搭配,更有利于钙的吸收。沙丁鱼的钙大部分在骨头中,而且沙丁鱼的骨头松软可食用。沙丁鱼的钙易于被不同年龄段的人吸收,非常适合儿童食用。

食材组合

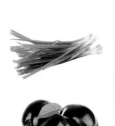

搭配食材	营养成分	症状效用	推荐菜谱
葱	维生素 C	预防感冒	沙丁鱼丸葱花汤
梅子	柠檬酸	促进钙的吸收	梅子沙丁鱼

猪肉
Zhu rou

促进长高营养素
蛋白质、钙、铁

每日适用量
20~50 克

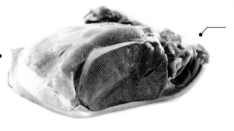

选购要点

有光泽、红色均匀、用手指压肌肉后凹陷部能立即恢复。

食材组合

搭配食材	营养成分	症状效用	推荐菜谱
白菜	纤维	开胃消食	猪肉炒白菜
芦笋	提高维生素 B_{12} 的吸收	解渴益气、促进消化	芦笋炒肉

功效

猪肉含丰富的优质蛋白质和维生素 B 族、铁、锌、硒等。锌作为儿童成长的重要微量元素是必不可少的。锌在瘦肉中含量较高，瘦肉中蛋白质水解后的氨基酸还能促进锌的吸收与利用。

橘子
Ju zi

促进长高营养素
维生素 C、蛋白质、钙、磷、镁

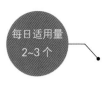

每日适用量
2~3 个

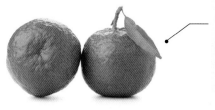

选购要点

色泽鲜亮、橘色或深黄色、底部有灰色小圆圈、皮薄者为佳。

食材组合

搭配食材	营养成分	症状效用	推荐菜谱
牛奶	钙	强壮骨骼	橘子牛奶
胡萝卜	胡萝卜素	保护视力	橘子胡萝卜水果沙拉

功效

橘子含丰富的维生素 C，有利于钙的吸收和蛋白质的合成。同时，橘子中也含有钙、钾、镁等人体必需的元素，这些都有利于骨骼的发育，促进孩子长高。

虾皮
Xia pi

促进长高营养素

钙、蛋白质、镁

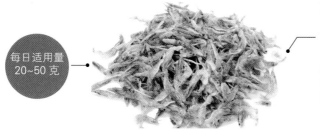

每日适用量
20~50 克

选购要点

颜色天然、透明、略带琥珀色、干爽、个大、整齐为佳。

食材组合

搭配食材	营养成分	症状效用	推荐菜谱
鸡蛋	维生素 D	促进钙的吸收	虾皮鸡蛋羹
紫菜	维生素和矿物质	帮助营养物质合成	虾皮紫菜汤

功效

虾皮中含有丰富的蛋白质和矿物质，尤其是钙的含量极为丰富，有"钙库"之称，是缺钙者补钙的较佳途径，是儿童适宜常吃的食物。

菠菜
Bo cai

促进长高营养素

胡萝卜素、维生素 C、钾、钙、镁

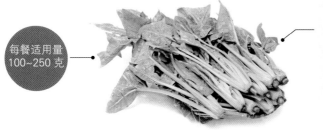

每餐适用量
100~250 克

选购要点

选整棵茂密、叶柄肥嫩青翠、叶色浓绿、新鲜有弹性者。

食材组合

搭配食材	营养成分	症状效用	推荐菜谱
猪肉	蛋白质	开胃消食	猪肉炒菠菜
海带	纤维素	防止结石	菠菜海带蛋花汤

功效

菠菜中所含的胡萝卜素在人体内可转变为维生素 A，促进儿童生长发育。菠菜还富含维生素 C 和钙。

促进孩子肌肉发育的好食物

　　肌肉收缩牵引骨骼而产生关节运动，其作用犹如杠杆装置，我们的一切行为动作都有肌肉的参与，其重要性可想而知。儿童的身体健康和动作发展，不仅仅与长高、长重有关，还与大小肌肉群的生长发育息息相关。儿童大肌肉群先发育，所以先学会爬、走、跑、跳等动作；小肌肉群发育较晚，一些如握笔、画画、扣纽扣等细致动作，一般要晚一两年才学会。

　　如果儿童肌肉发育不良，就会影响日常行为动作，导致走路不协调，行为笨拙，无法进行一些精细动作等。肌肉的发育与运动关系密切，但是日常营养的补充也必不可少。

促进肌肉发育的营养素

蛋白质

　　乳清蛋白是目前发现的促进肌肉增长的最佳蛋白质来源。它富含氨基酸，而氨基酸比其他蛋白质更易被人体利用，易组建成自身的肌肉蛋白。需要注意的是，儿童并不需要过多的肌肉，而且过多的蛋白质摄入并不能有效地促进肌肉生长，反而会引起脱水和钙质流失。

热量

　　人体维持生命和各种活动均需要消耗一定的热量，如果摄入的热量小于消耗的热量，体重就不会增长，所以摄入必需的热量是很有必要的。

碳水化合物

　　摄入适量的碳水化合物，可将运动造成的肌肉分解状态转变为增加肌肉体积的合成状态。此外，碳水化合物的另一个功能是运动时节省蛋白质，从而防止因糖类供应不足引起肌肉分解功能。

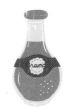

牛肉
Niu rou

促进肌肉发育营养素
肌氨酸、维生素 B_6、钾、蛋白质

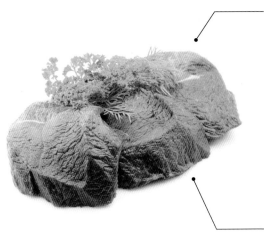

食材小档案
每日适用量： 50~100 克。
保存方式： 两天内吃完，可冷藏保鲜。或是切成小块冷冻，可存较长时间，但口感较差。

选购要点
气味正常、有弹性、表面微干或微湿润、无红点者为佳。

功效

牛肉中肌氨酸的含量比其他食物都高，对增长肌肉、增强力量特别有效。牛肉还含有卡尼汀。卡尼汀主要用于支持脂肪的新陈代谢，产生支链氨基酸，是对增长肌肉起重要作用的一种氨基酸。

牛肉还含钾和蛋白质，钾的水平低会抑制蛋白质的合成，从而影响肌肉的生长。牛肉中还含有锌和镁。锌是有助于合成蛋白质、促进肌肉生长的抗氧化剂，与谷氨酸盐和维生素 B_6 共同作用，能增强免疫系统；镁则支持蛋白质的合成，增强肌肉力量。

食材组合

	搭配食材	营养成分	症状效用	推荐菜谱
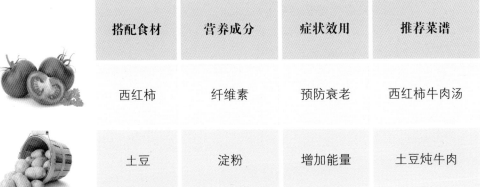	西红柿	纤维素	预防衰老	西红柿牛肉汤
	土豆	淀粉	增加能量	土豆炖牛肉

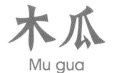

木瓜
Mu gua

| 促进肌肉发育营养素 |
| 钾、酶 |

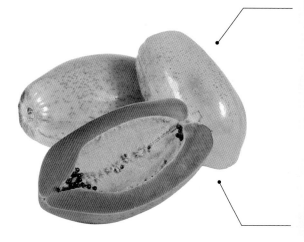

食材小档案

每日适用量： 50~100 克。

保存方式： 最好现买现吃，不宜冷藏。尚未成熟的木瓜用纸包好，置于阴凉处 1~2 天即可。

选购要点

瓜形偏胖、瓜身光滑、无摔碰痕迹、轻按有点软者为佳。

功 效

木瓜是一种很好的健美水果，它富含的钾能够提高肌肉的收缩能力，其含有的木瓜酶能够改善蛋白质的吸收、存留与增强肌肉生长。

另外，木瓜果肉中含有的番木瓜碱具有缓解痉挛疼痛的功效，对腓肠肌痉挛有明显的治疗作用。

食材组合

	搭配食材	营养成分	症状效用	推荐菜谱
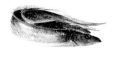	带鱼	矿物质	补血养气	木瓜炖带鱼
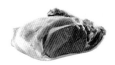	猪肉	蛋白质	营养全面	猪肉木瓜汤

糙米
Cao mi

每日适用量
50~100 克

促进肌肉发育营养素
维生素、精氨酸、碳水化合物、热量

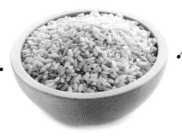

选购要点

大小均匀、有光泽、不油腻、无粉质、有米的清香者为佳。

食材组合

搭配食材	营养成分	症状效用	推荐菜谱
红薯	淀粉	促进消化	糙米红薯粥
鸡肉	钙和铁	营养全面	沙参糙米鸡肉粥

功效

糙米含较多的精氨酸和赖氨酸，二者可使人体产生帮助肌肉生长的激素，其效率比服用药物高 2.15 倍。糙米的蛋白质较好，易于吸收，能为人体提供热量。

鸡蛋
Ji dan

促进肌肉发育营养素
优质蛋白、卵磷脂、脂肪

每日适用量
1~2 个

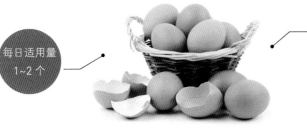

选购要点

蛋液在灯光下呈透明者，蛋壳表面有粗颗粒者。

食材组合

搭配食材	营养成分	症状效用	推荐菜谱
韭菜	膳食纤维	营养全面	韭菜炒鸡蛋
苦瓜	多种矿物质	有利于骨骼、牙齿	苦瓜炒鸡蛋

功效

在促进生长的含蛋白质食物排行榜里，鸡蛋都排在最前面。因为身体可以轻易把它分解为氨基酸，作为肌肉增长的原料。鸡蛋还含饱和脂肪和卵磷脂，这些都能帮助肌肉生长。

强健肠胃的好食物

消化系统是人类吸收营养最重要的渠道，其中又以肠胃为最重要的器官，肠胃运作正常，身体就健康，肠胃若虚弱则百病丛生。儿童的肠胃发育尚未完全，比较脆弱，在外容易受到环境影响，在内则易为饮食所伤害，容易发病，影响正常生长发育。

因此，在儿童日常饮食中一定要注意有所抉择，强健儿童的肠胃，让孩子提升消化功能，全面吸收营养。

强健肠胃的营养素

益生菌

益生菌是肠道里一类正常菌群，能分泌乳酸、醋酸，醋酸能刺激肠壁，促进肠道蠕动，保证正常排便功能，把肠道内的有害、有毒物质及时排出体外。益生菌不仅能够扼制肠内有害菌群的产生，还能为肠内有益菌提供生长环境，造就健康肠道，促进肠胃消化吸收，预防各种疾病。

核苷酸

核苷酸能促进肠道的发育和成熟，有助于小肠绒毛的生长（小肠绒毛是我们肠道里吸收营养的最基本单位），从而增加吸收面积，帮助促进营养消化吸收。同时，膳食核苷酸能增强免疫功能，有助于降低婴幼儿腹泻的发生率。

可溶性膳食纤维

可溶性膳食纤维有助于肠道蠕动，软化大便，减少便秘发生，能促进肠道有益菌生长，帮助肠道对抗潜在有害菌，从而减少肠道相关问题的发生，帮助改善肠道微生态。

维生素 B 族

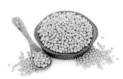

维生素 B 族缺乏会导致肠胃蠕动无力、消化液分泌不良，易造成消化不良、便秘等。

酸奶
Suan nai

强健肠胃营养素
乳酸菌、比菲德氏菌、钙

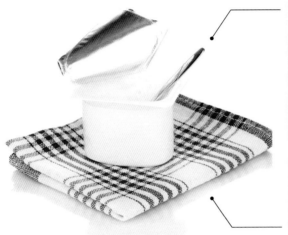

食材小档案
种类：无糖原味型、凝固型、乳酸饮料型、冻结型等。
每日适用量：150~250毫升。
保存方式：放密封盒中冷藏。

选购要点
注意制造、保存期限，尽量不购买加入过多糖分的酸奶。

功 效

酸奶由纯牛奶发酵而来，保留了牛奶的全部营养成分，在发酵过程中还产生了人体营养必需的多种维生素。

酸奶在发酵过程中，能将乳糖和蛋白质分解，使人体更加容易消化和吸收。此外，乳酸菌有促进胃液分泌、增强食欲、促进消化的功效。同时，乳酸菌还能维护肠道菌群生态平衡，形成生物屏障，抑制有害菌对肠道的入侵。

食材组合

	搭配食材	营养成分	症状效用	推荐菜谱
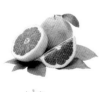	葡萄柚	维生素C和钙	补钙	葡萄柚酸奶沙拉
	草莓	维生素	开胃消食	草莓酸奶

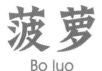

菠萝
Bo luo

强健肠胃营养素

蛋白酶、维生素 C、维生素 B_1

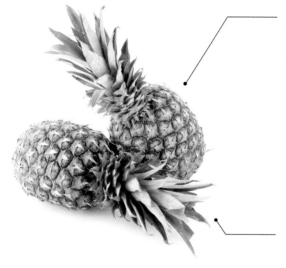

食材小档案

每日适用量：100~200 克。

保存方法：未削皮的菠萝可在常温下保存；削皮的用保鲜膜包好放在冰箱里，不要超过两天；吃时用盐水泡一下。

选购要点

有重量感、香味醇厚为佳。已切开菠萝有果汁流出者忌食。

功效

菠萝蛋白酶能有效分解食物中的蛋白质，增加肠胃蠕动，还可缓解便秘。菠萝的酸甜口味来自成分中的柠檬酸，柠檬酸可以促进胃液分泌、帮助消化，还有开胃、刺激食欲的作用。

菠萝还富含维生素 B_1，能促进新陈代谢，有消除疲劳的作用。

食材组合

	搭配食材	营养成分	症状效用	推荐菜谱
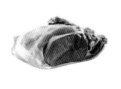	猪肉	维生素 B_1	消除疲劳	菠萝炒肉片
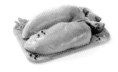	鸡肉	蛋白质和氨基酸	强身健体	菠萝鸡块

豌豆
Wan dou

强健肠胃营养素

胡萝卜素、维生素 C、维生素 B$_1$、膳食纤维

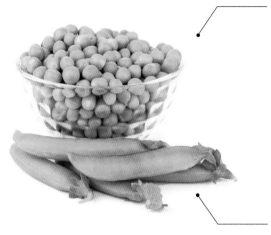

食材小档案

每日适用量：50~100 克。

保存方式：放入塑料袋中冷藏。

正确的处理方式：先撕去筋丝再汆烫。

选购要点

色泽呈鲜绿色、大小适中者为佳。

功效

豌豆中含有的膳食纤维能够促进大肠蠕动，保持大便畅通，起到清洁大肠的作用。

另外，豆苗中也含有较为丰富的膳食纤维，可以防止便秘，有清肠作用。

食材组合

	搭配食材	营养成分	症状效用	推荐菜谱
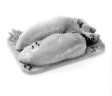	鸡肉	蛋白质	润肠通便、益智	豌豆鸡肉稀饭
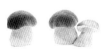	蘑菇	纤维素	消除食欲不佳	清炒豌豆蘑菇

芹菜
Qin cai

强健肠胃营养素

纤维素、生物碱、维生素 C

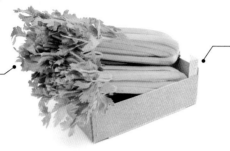

每日适用量
100~200 克

选购要点

色泽鲜绿、叶柄厚、茎部稍呈圆形、内侧微向内凹者为佳。

食材组合

搭配食材	营养成分	症状效用	推荐菜谱
牛肉	蛋白质	增强免疫力	芹菜炒牛肉
莲藕	黏液蛋白和纤维素	健脾开胃	芹菜炒莲藕

功效

芹菜是一种高纤维食物，同时富含维生素 C、维生素 B_1、维生素 B_2、维生素 U 及钙等成分，能预防胃溃疡和保护心血管，是健胃利血、清肠利便的好选择。

西红柿
Xi hong shi

强健肠胃营养素

维生素 C、烟酸

每日适用量
100~200 克

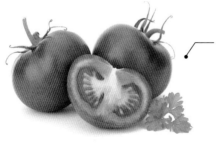

选购要点

个大、饱满、色红成熟、紧实者为佳。

食材组合

搭配食材	营养成分	症状效用	推荐菜谱
鸡蛋	蛋白质	补虚强身、解毒通便	鸡蛋西红柿粥
芹菜	纤维素	健胃消食	西红柿芹菜汁

功效

西红柿中的维生素 C 含量较丰富，有生津止渴、健胃消食的作用，能提高人体的免疫力。西红柿中的烟酸能维持胃液的正常分泌，它还含有纤维素、有机酸等，有增进食欲的功效。

保健视力的好食物

FOOD
06

胎儿还在妈妈腹中时，最先出现的就是脑和眼睛。虽然眼睛在胚胎中发育很早，但是在出生后直到孩童期间，眼睛的生理发育仍在持续进行。宝宝的视力一直到 4 岁才能达到正常标准，12 岁左右视力发展才会完全稳定，达到最佳状态。

在此期间，应当特别注意视力的保健，补充适当的营养，促进视力正常发育，防治病症的出现。

保健视力的营养素

维生素

维生素 A 对眼睛的新陈代谢有非常重要的作用，有助于维持上皮细胞的正常结构及生理功能。维生素 A 缺乏是引起干眼症的重要原因，还会引起结膜色素沉着，造成慢性结膜炎、睑腺炎等；还会导致视网膜视紫红质缺乏，使眼睛对暗的适应能力减退。

缺乏维生素 B_1 在眼部表现为看东西模糊、眼睛干燥等，严重的会引起视神经炎。缺乏维生素 B_2 在眼部表现为视力减退、怕光、眼部有灼烧感或异物感。

维生素 C 缺乏会增加血管壁渗透性，造成出血倾向，在眼部表现为易引起视神经炎和视网膜炎。

α - 亚麻酸

α - 亚麻酸是一种促进视网膜中的视紫红质生成的物质，也是大脑和视网膜细胞的重要组成成分。适当补充 α - 亚麻酸可促进胎儿的大脑和视力的发育，降低视觉缺陷的概率。如果孕妈妈的 α - 亚麻酸缺少比较严重，可在医生的指导下服用 α - 亚麻酸胶囊。

牛磺酸

牛磺酸有提高视觉能力、帮助视网膜发育的功能，在孕期还能促进视觉感受器的发育，对胎儿的大脑发育有促进作用。孕妈妈可通过食用牡蛎、海带等食物摄取牛磺酸。

微量元素

微量元素如锌、铜、铁、镁、硒等与眼组织的关系很密切。锌在维持正常的视功能中起着相当重要的作用，眼组织中锌的含量在整个人体中的比例最高。缺锌可能导致夜盲症，还可能引起视神经疾患及视神经萎缩。缺铜的小孩经常出现视觉反应迟钝、视功能障碍等症状。缺硒会导致晶体代谢障碍，发生白内障及近视等。

猪肝
Zhu gan

保健视力营养素

维生素 A、铁、蛋白质、维生素 B 族

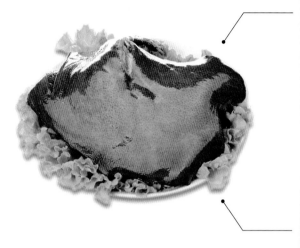

食材小档案

每日适用量：50 克。

保存方式：放进保鲜袋密封冷冻，或表面抹一层油，于冰箱冷藏。

注意：猪肝会有毒素堆积，使用前应该冲洗干净并充分浸泡。

选购要点

　新鲜猪肝呈褐色或紫色，用手按有弹性，有光泽，无腥臭味。

功 效

　　猪肝含有丰富的维生素 A。维生素 A 能维持上皮细胞的正常结构及生理功能，还能保护眼睛，维持正常视力，可有效防止眼睛干涩、疲劳。

　　同时，猪肝含有丰富的铁元素，有补血的效果；还有一般肉类不含的维生素 C 和微量元素硒，不仅有利于保护视力；还能增强人体的免疫力、抗氧化、防衰老等。

食材组合

	搭配食材	营养成分	症状效用	推荐菜谱
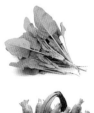	菠菜	铁	补血、明目	猪肝菠菜汤
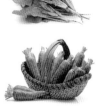	胡萝卜	胡萝卜素	明目润肤	猪肝胡萝卜汤

胡萝卜

Hu luo bo

保健视力营养素

胡萝卜素、维生素

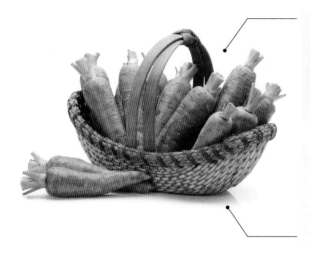

食材小档案

每日适用量：100~200 克。

保存方式：用报纸包裹放进塑料袋冷藏。

选购要点

表皮、肉质皆呈深橘色，表面光滑、毛孔细小，整根需呈饱满状。

功 效

胡萝卜富含胡萝卜素，这种胡萝卜素的分子结构相当于 2 个分子的维生素 A，有补肝明目的作用，对于预防和治疗夜盲症有很好的效果，非常适合儿童常食。

同时，胡萝卜质脆味美，营养丰富，素有"小人参"之称。它有健脾和胃、补肝明目、清热解毒、降气止咳等功效，对于肠胃不适、便秘、夜盲症、小儿营养不良等症状有食疗作用。

食材组合

	搭配食材	营养成分	症状效用	推荐菜谱
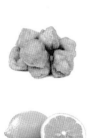	油豆腐	油脂可促进胡萝卜的吸收	缓解眼睛疲劳，预防动脉硬化	木耳白菜油豆腐
	柠檬	防止维生素 C 被破坏	消除焦虑不安	凉拌胡萝卜淋柠檬汁

牡蛎
Mu li

保健视力营养素

维生素 A、维生素 B 族、牛磺酸、钙、锌

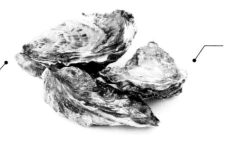

每日适用量
50~100 克

选购要点

撬开有较大阻力，打开没有异味，肉质丰厚、光洁有弹性者为佳。

食材组合

搭配食材	营养成分	症状效用	推荐菜谱
上海青	胡萝卜素	提高免疫力	上海青炒牡蛎
百合	生物碱	润肺调中	参须百合牡蛎汤

功 效

牡蛎中的维生素 A、钙、锌、硒含量很高，常吃能保护儿童视力。它还含维生素 B 族和牛磺酸。维生素 B 族可缓解眼睛疲劳，利于眼角膜的健康；牛磺酸可促进胎儿视觉感受器的发育。

枸杞
Gou qi

保健视力营养素

胡萝卜素、维生素 A、维生素 B_1、维生素 B_2、维生素 C、钙、铁

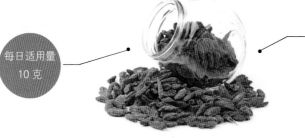

每日适用量
10 克

选购要点

以粒大、色红、肉厚、质柔润、籽少、味甜者为佳。

食材组合

搭配食材	营养成分	症状效用	推荐菜谱
菊花	维生素	明目	枸杞菊花粥
莲子	莲心碱等生物碱	养心益肾	枸杞莲子百合汤

功 效

枸杞富含胡萝卜素、多种维生素和钙、铁等健康眼睛的必需营养物质，有明目之功，俗称"明眼子"。常被用来治疗视物昏花和夜盲症，平时可以泡水饮用，还能滋肝润肺和促进肠胃蠕动。

樱桃
Ying tao

保健视力营养素
维生素 A、铁、胡萝卜素

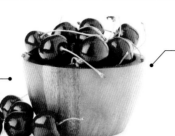

每日适用量
5~15 枚

选购要点
表皮稍硬、光泽发亮，果梗绿色。

食材组合

搭配食材	营养成分	症状效用	推荐菜谱
银耳	蛋白质	补虚强身	樱桃炖银耳
蜂蜜	葡萄糖和果糖	补中益气	蜜汁樱桃

功效
樱桃富含维生素 A，常食可以有效保护视力。樱桃的含铁量是水果之首，常食既可防治缺铁性贫血，又可增强体质、健脑益智。

桑葚
Sang shen

保健视力营养素
维生素 A、维生素 B 族、胡萝卜素、花青素

每日适用量
5~15 枚

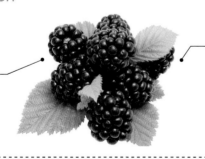

选购要点
选紫红色或紫黑色的、没有汁液流出的。

食材组合

搭配食材	营养成分	症状效用	推荐菜谱
大米	蛋白质	清肝明目、消除疲劳	大米桑葚粥
糯米	矿物质	滋肝养肾、养血明目	桑葚糯米粥

功效
桑葚含维生素 A、维生素 B 族和胡萝卜素，还含有花青素，对眼睛非常有益，可以保护视网膜、缓解眼部疲劳，辅助解决很多眼部问题。

强健骨骼、牙齿的好食物

骨骼就像一座建筑物的钢筋支架一样，支撑着我们的身体，其主要化学成分是水、无机盐和有机物。无机盐主要是钙盐，它们赋予骨骼以硬度；有机物主要是蛋白质，它们赋予骨骼以韧性和弹性。在儿童生长发育的同时，骨骼也在不断地生长发育。骨骼最初以软骨的形式出现，软骨必须经过钙化才能成为坚硬的骨骼。骨骼钙化的过程需要以钙、磷为原料，还需要维生素 D，以促进钙、磷的吸收和利用。缺钙可能会造成骨骼发育缺陷，出现佝偻病、前额凸起、溜肩、凹胸、牙床畸形等问题，因此补充营养、促进儿童骨骼发育尤为重要。

强健骨骼、牙齿的营养素

钙

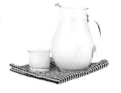

人体 95% 的钙存在于骨骼、牙齿之中，钙是组成人体骨骼的主要原料。儿童、青少年缺钙会导致佝偻病、鸡胸和 X 型腿、O 型腿。

锌

儿童的组织器官中的锌水平及身体总锌量明显下降，也会导致发育迟缓。儿童缺锌还直接影响骨细胞分化和增殖的基本过程。生长发育期的青少年缺锌会导致发育不良，严重缺乏还会导致侏儒症。

蛋白质

蛋白质是构成骨细胞的最重要材料。

维生素 A

维生素 A 能够促进骨骼生长、牙齿坚固。如果缺乏则会导致牙齿珐琅质发暗，个子也长不高。

维生素 D

维生素 D 能促进钙的吸收。单纯补钙而缺乏维生素 D，人体无法吸收。每天宜补充 5 微克维生素 D 以促进钙的吸收。

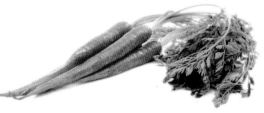

奶酪

Nai lao

强健骨骼、牙齿营养素

钙、蛋白质、磷、维生素 A、锌

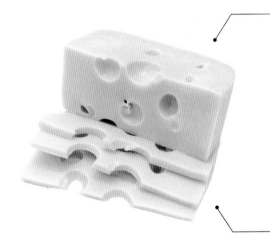

食材小档案

每日适用量： 60~80 克。

种类： 新鲜奶酪、白霉奶酪、蓝纹奶酪、硬质及半硬质奶酪、山羊奶酪等。

保存方式： 冷藏。

选购要点

种类很多，食用期限不尽相同，购买前务必先确认清楚。

功效

奶酪是具有极高营养价值的乳制品，是基本上排除了牛奶中大量的水分发酵而成，被誉为乳制品中的"黄金"。奶酪是含钙最多的奶制品，是最佳的补钙选择，且由于独特的发酵工艺，使奶酪中的蛋白质、钙、磷等的吸收率高达 96%~98%。奶酪还能大大增加牙齿表面的含钙量，从而抑制龋齿的发生。

食材组合

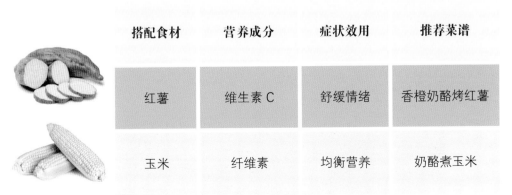

	搭配食材	营养成分	症状效用	推荐菜谱
	红薯	维生素 C	舒缓情绪	香橙奶酪烤红薯
	玉米	纤维素	均衡营养	奶酪煮玉米

鳕鱼
Xue yu

强健骨骼、牙齿营养素

维生素 D、维生素 A、蛋白质、钙、镁

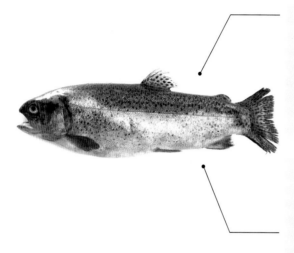

食材小档案

每日适用量： 50~100 克。

保存方式： 撒上盐，然后用保鲜膜包起来，放入冰箱冷冻保存，不仅可以去腥，还能杀菌。

选购要点

新鲜鳕鱼肉略带粉红色，冰冻鳕鱼肉为白色。鱼身较为圆润，鱼肉有弹性者为佳。

功 效

鳕鱼富含蛋白质、钙、镁、维生素 D 和维生素 A，对儿童的骨骼发育非常有利。尤其是含有大量维生素 D，可以维持、调节血液中的钙和磷的浓度，促进钙的吸收，对儿童的骨骼生长发育非常重要。缺钙会导致儿童患佝偻症。

食材组合

	搭配食材	营养成分	症状效用	推荐菜谱
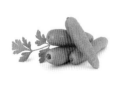	胡萝卜	胡萝卜素	养肝明目、改善视力	鳕鱼胡萝卜粥
	茶树菇	维生素和氨基酸	提高免疫力	茶树菇蒸鳕鱼

排骨
Pai gu

强健骨骼、牙齿营养素
磷酸钙 、骨胶原、骨黏蛋白

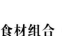

每日适用量
50~150 克

选购要点

　　颜色明亮呈红色，摸起来肉质紧，表面略干或湿滑不黏手，无腥臭味。

食材组合

搭配食材	营养成分	症状效用	推荐菜谱
海带	维生素	清热解毒	海带排骨汤
洋葱	维生素	抗衰老	洋葱排骨煲

功 效

　　儿童经常喝骨头汤，能及时补充人体所需的骨胶原等物质，提高骨髓造血功能，促进骨骼的生长发育。

蛤蜊
Ge li

强健骨骼、牙齿营养素
钙、磷、蛋白质

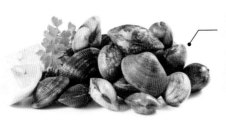

每日适用量
30~100 克

选购要点

　　宜选择壳光滑、有光泽的，外形相对扁一点的，一定要买活的。

食材组合

搭配食材	营养成分	症状效用	推荐菜谱
绿豆芽	维生素	清热消暑	蛤蜊绿豆芽菜汤
豆腐	蛋白质和氨基酸	补气养血、美容养颜	蛤蜊炖豆腐

功 效

　　蛤蜊富含钙和磷。钙对儿童的骨骼生长有着重要作用；磷对儿童的生长发育和能量代谢都是必不可少的，磷存在于人体所有细胞中，是构成骨骼、牙齿等的必要物质。

松子
Song zi

强健骨骼、牙齿营养素

锌、钙、磷、不饱和脂肪酸

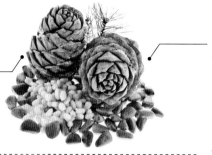

每日适用量
20~30 克

选购要点

外壳浅褐色、干燥有光泽、果仁肉质洁白或淡黄、芽芯白色者为佳。

食材组合

搭配食材	营养成分	症状效用	推荐菜谱
兔肉	蛋白质	有利于大脑发育	松子兔肉
核桃	油脂	润肠通便、预防便秘	松子核桃小米粥

功效

松子含大量的锌。锌能促进儿童的发育，维持正常食欲，增强抵抗力。松子还含多种不饱和脂肪酸，是儿童大脑、神经系统和身体发育必需的营养物质。

豆腐
Dou fu

强健骨骼、牙齿营养素

蛋白质、钙

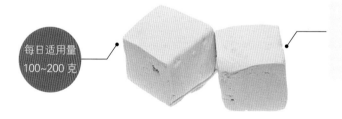

每日适用量
100~200 克

选购要点

略黄、切面较整齐、无杂质、略有弹性者为佳。

食材组合

搭配食材	营养成分	症状效用	推荐菜谱
鱼肉	矿物质	有利于补钙	鱼泥西红柿豆腐
草菇	纤维素和酶	健脾补虚、增进食欲	草菇豆腐汤

功效

豆腐的蛋白质含量极高，主要是植物蛋白，包含人体所必需的8种氨基酸。豆腐中矿物质钙的含量比较高，而钙对儿童的生长发育起着非常重要的作用。适量食用豆腐对儿童极为有益。

FOOD 08 改善孩子睡眠的好食物

　　人的一生中，睡眠时间占三分之一，所以，睡眠质量直接影响人的健康，尤其对于青少年和儿童更有重要意义。良好的睡眠能使人精神饱满，朝气蓬勃，健康成长，学习效率高。现代科学表明，睡眠会对记忆力产生良好作用，能把白天的记忆进一步加强。

　　睡眠时间的长短，随年龄增长而不同。未满月新生儿除了吃奶，几乎都在睡；4 个月的婴儿每天需 16~18 个小时的睡眠；8 个月至 1 岁的儿童每天需 15~16 个小时的睡眠；学龄前儿童则需要 10 个小时左右的睡眠；青少年每天需要 9 个小时的睡眠；成年人每天 8 个小时就够了。

促进睡眠的营养素

色氨酸

　　色氨酸在人体代谢后会生成 5- 羟色胺，它能够抑制中枢神经兴奋度，产生一定的困倦感。除此之外，5- 羟色胺在人体内可进一步转化生成褪黑素，这种物质经过证明确实有着很好的镇静和诱发睡眠的作用。因此，对于一些失眠和睡眠质量不好的人群来说，晚餐多吃一些含色氨酸的食物可助入眠。

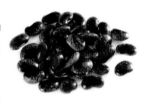

维生素 B 族

　　维生素 B 族之间的相互协调作用能调节新陈代谢，增强神经系统，有消除烦躁和促进睡眠的功能。

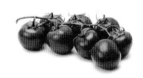 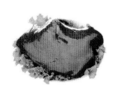

钙和镁

　　钙和镁是天然的放松剂和镇静剂。含钙的食物都具有很好的催眠功效，尤其含钙量丰富的乳制品更是被公认为助眠佳品。

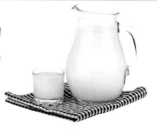

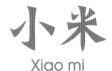

小米
Xiao mi

促进睡眠营养素

色氨酸、维生素 B 族、膳食纤维

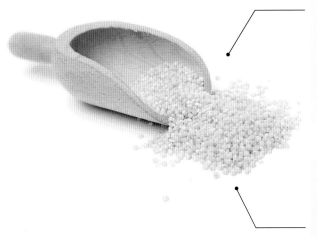

食材小档案

每日适用量：50 克。

保存方式：放在阴凉、干燥、通风较好的地方。

选购要点

米粒大小、颜色均匀，无虫、无杂质为佳。

功 效

　　小米含有淀粉、钙、磷、铁、维生素 B 族等，营养丰富。另外，小米的色氨酸含量非常丰富。

　　此外，小米含有大量淀粉，吃后容易产生饱腹感，可促进胰岛素的分泌，提高进入脑部的色氨酸数量。

食材组合

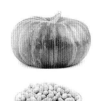

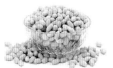

搭配食材	营养成分	症状效用	推荐菜谱
南瓜	维生素 B 族	消炎止痛、和胃安眠	南瓜小米糊
黄豆	蛋白质	补中益气	小米黄豆粥

全麦面包
Quan mai mian bao

促进睡眠营养素
维生素 B 族、粗纤维

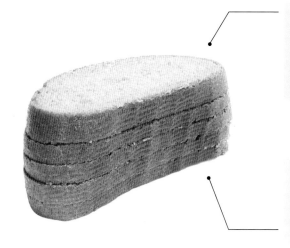

食材小档案

每日适用量：50~100 克。

保存方式：冷藏保存。

选购要点

呈金黄色或者深黄色，富有光泽，松软有弹性。

功效

全麦面包富含粗纤维、维生素 B 族，尤其是维生素 B 族，可以维护神经系统的稳定，增强能量的代谢。

全麦面包是复合碳水化合物，可以缓慢释放能量，具有镇定作用，使人放松、不紧张。

食材组合

	搭配食材	营养成分	症状效用	推荐菜谱
	花生酱	健康脂肪	帮助维生素 E 吸收	全麦面包蘸花生酱
	酸奶	乳酸菌	促进消化	全麦面包蘸酸奶

葵花籽
Kui hua zi

促进睡眠营养素
钙、镁、不饱和脂肪酸

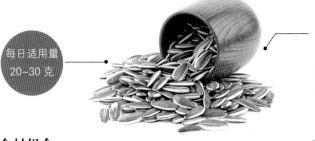

选购要点

无掉色、无刺鼻香味、无苦涩味者为佳。

每日适用量
20~30 克

食材组合

搭配食材	营养成分	症状效用	推荐菜谱
老母鸡	蛋白质	补益安神	老母鸡葵花籽汤
南瓜	维生素	健脾和胃、润肠通便	瓜子仁南瓜粥

功效

葵花籽含较多的钙和镁。钙和镁是天然的放松剂和镇静剂，有调节脑细胞代谢、改善其抑制机能的作用，可用于助眠。葵花籽还含有多种不饱和脂肪酸等儿童发育必需的营养物质。

杏仁
Xing ren

促进睡眠营养素
镁、色氨酸、钙

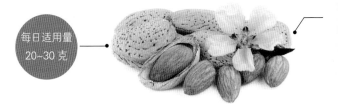

选购要点

短而胖、小而鼓、均匀饱满有光泽、表面浅黄略带红色、核壳较硬者为佳。

每日适用量
20~30 克

食材组合

搭配食材	营养成分	症状效用	推荐菜谱
沙丁鱼	钙和蛋白质	有利于成长发育	杏仁配沙丁鱼干
土豆	膳食纤维	清热消化	杏仁土豆球

功效

杏仁含丰富的能镇静神经的色氨酸和可以松缓肌肉的镁，能提升睡眠质量。推荐美国大杏仁为晚间零食，易有明显的饱腹感，且其中的细胞壁结构会屏蔽人体对脂肪的吸收，防止发胖。

大枣
Da zao

促进睡眠营养素
钙、磷、维生素 C

 每日适用量 3~10 枚

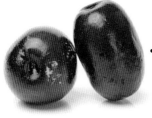

选购要点

枣皮紫红色、颗粒大而均匀、褶皱少、皮薄核小、肉质厚而细实者为佳。

食材组合

搭配食材	营养成分	症状效用	推荐菜谱
百合	蛋白质	促进睡眠	红枣百合粥
蜂蜜	维生素 B 族	防治失眠	蜂蜜红枣汤

功效

大枣含有丰富的蛋白质、维生素 C、钙、磷等营养成分，有补脾安神的作用。中医认为，大枣补中益气、养血安神，可以促进睡眠。

蜂蜜
Feng mi

促进睡眠营养素
维生素 B 族、钙、铁、葡萄糖

每日适用量 25~50 克

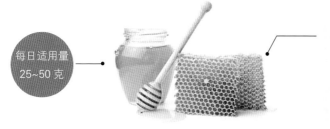

选购要点

口味醇厚、芳香甜润、易结晶，味道天然、有淡淡花香，摇动流速慢、浓度高者为佳。

食材组合

搭配食材	营养成分	症状效用	推荐菜谱
牛奶	蛋白质	营养加倍	蜂蜜牛奶
雪梨	矿物质	清热降火	蜂蜜炖雪梨

功效

蜂蜜含各种维生素和人体所需的矿物质及糖类，易吸收，可调节神经系统功能、缓解神经紧张、促进睡眠，适合 1 岁以上生长发育期的儿童食用。

改善孩子情绪的好食物

儿童的情绪发展是一个渐进的过程，需要不断地调整与引导。在儿童的成长过程中，膳食营养与日常情绪和性格的形成及转化有密不可分的联系。研究发现，人的心理和情绪状态颇受食物影响。有的食物能引起焦虑、愤怒、悲伤、狂躁的情绪，而有的食物则能令人愉快、恬静、安宁，最终影响人的性格形成及转化。对儿童而言影响更为明显。

膳食营养可影响儿童情绪，帮助孩子控制不良情绪，保持健康的精神状态。因此，爸妈除了要帮助孩子保持和谐、良好的人际关系外，还要善于选择能够改善不良情绪的膳食，帮助他们消除心理障碍，形成良好的性格。

改善情绪的营养素

色氨酸

色氨酸只能通过食物获取。研究发现，色氨酸被人体吸收以后，能够在体内合成神经介质（5-羟色胺），而这种神经介质有调节作用，可使人的心情平静。当血液中的色氨酸下降时，人就变得暴躁易怒、抑郁等，心情变得极差，从而影响人的身体健康；只有体内色氨酸含量恢复，情绪才会好转。

维生素 B 族

维生素 B_6 维持正常的神经介质（包括5-羟色胺、多巴胺、去甲肾上腺素）水平。维生素 B_6 累积到一定程度后，会产生一种"抗抑郁剂"，起到缓解抑郁情绪的作用。维生素 B_1、维生素 B_3 和胆碱尤其能降低焦虑、烦躁、心悸，有助于摆脱抑郁心境。

维生素 E

帮助脑细胞最大限度地获取血液中的氧，使脑细胞活跃起来。

维生素 C

缺乏维生素 C 可能出现疲乏、情感冷漠、抑郁等一些负面情绪。维生素 C 也是通过影响色氨酸、叶酸等的代谢来影响机体对 5-羟色胺的分泌，从而影响人的情绪，所以适当摄入维生素 C 也可以调节人的情绪。

香蕉
Xiang jiao

改善情绪营养素

维生素 B$_6$、膳食纤维

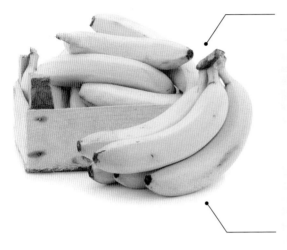

食材小档案

每日适用量：1~3 个。

保存方式：不宜在冰箱中保存，即买即食。

选购要点

果皮颜色黄黑、稍带黑斑，表皮带褶皱者最佳。

功 效

香蕉含有多种维生素和微量元素，能帮助肌肉松弛，使身心愉悦。有研究表明，香蕉能促进大脑分泌内啡化学物质，能缓和紧张的情绪，提高效率，降低疲劳。

香蕉中所含的氨基酸具有安抚神经的效果，睡前吃点香蕉，会有镇静的作用，可以帮助入眠。

食材组合

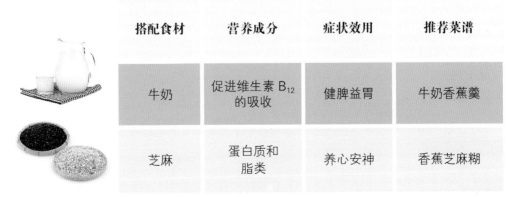

	搭配食材	营养成分	症状效用	推荐菜谱
	牛奶	促进维生素 B$_{12}$ 的吸收	健脾益胃	牛奶香蕉羹
	芝麻	蛋白质和脂类	养心安神	香蕉芝麻糊

扁豆
Bian dou

改善情绪营养素

维生素 B 族、叶酸、维生素 C

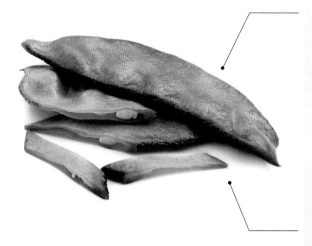

食材小档案

每日适用量：50~70 克。

保存方式：用开水烫一下，冷却后，用保鲜袋装好放入冰箱可保存较长时间。

选购要点

颜色因品种不同而异，荚皮光亮、肉厚不显籽为佳。

功 效

扁豆富含蛋白质、脂肪、糖类、多种维生素和矿物质，营养丰富。

有研究表明，38% 的抑郁女性存在叶酸不足的问题。而扁豆等豆类食物富含维生素 B 族和叶酸，可改善情绪和大脑神经功能，减轻焦虑、烦躁和抑郁情绪。

食材组合

	搭配食材	营养成分	症状效用	推荐菜谱
	羊肉	蛋白质	安养精神、益气健脾	扁豆炒羊肉
	胡萝卜	维生素 A	提高免疫力	胡萝卜扁豆浓汤

鸡肉
Ji rou

改善情绪营养素

蛋白质、苯丙氨酸、维生素 E、维生素 B_{12}

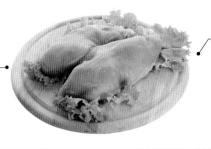

每日适用量
50~100 克

选购要点

鸡眼球饱满，皮肤富有光泽，肌肉切面也有光泽，有弹性，气味正常。

食材组合

搭配食材	营养成分	症状效用	推荐菜谱
金针菇	蛋白质、氨基酸	增强记忆力	金针菇炖鸡肉
柠檬	一种芳香挥发物	增进食欲	柠檬鸡

功效

鸡肉含苯丙氨酸，大脑可将其转化成提升情绪、防止抑郁的多巴胺。鸡肉还富含蛋白质和维持神经系统健康的维生素 B_{12}，经常食用有利于保持旺盛的精力和良好的情绪。

鹌鹑
An chun

改善情绪营养素

卵磷脂、苯丙氨酸、胆碱

每日适用量
50 克

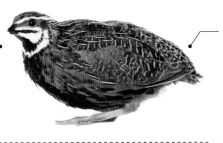

选购要点

皮肉光滑、嘴柔软的嫩鹌鹑为佳。

食材组合

搭配食材	营养成分	症状效用	推荐菜谱
桂圆	蛋白质	养心和胃	桂圆炖鹌鹑
红小豆	皂角甙和膳食纤维	治疗小儿疳积、腹泻	红小豆炖鹌鹑

功效

鹌鹑蛋富含优质的卵磷脂、多种激素和胆碱等成分，对人的神经衰弱、胃病、肺病均有一定的辅助治疗作用。同时，鹌鹑是特别好的 5 – 羟色胺来源，能改善情绪。

63

改善孩子发质的好食物

FOOD
10

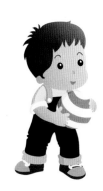

　　儿童发质与体质息息相关，体质好坏与营养水平有很大的关系，发质的状况反映的就是孩子的身体状况。儿童头发稀少、干枯、发黄，排除遗传因素，可能是因为缺乏蛋白质、维生素 A 和锌、铁等微量元素。找对症状，从日常膳食上加以调养，就可以让孩子拥有乌黑浓密的秀发。

改善发质的营养素

蛋白质

　　含硫氨基酸的蛋白质是头发的主要成分，要想头发长得快，首先要让身体摄入充足的蛋白质，才能为头发生长提供最基本的"材料"。

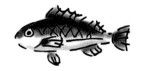

维生素

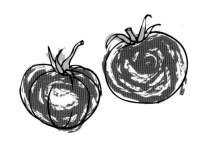

　　维生素 B 族可促进头皮新陈代谢、防治脱发。维生素 A 对于维持上皮组织的生长功能和结构完善、促进头发的生长等起着十分重要的作用。维生素 E 能改善头部皮肤的血液循环，还能提高头部毛囊对营养物质的吸收。

矿物质

　　铁、锌、铜、钙等微量元素是人体组织细胞和皮肤毛发中黑色素代谢的基本物质。其中，铁和锌是最重要的促进头发快速生长的微量元素。严重缺锌时，会造成蛋白质合成受损，头发生长速度减慢，可能造成白发或头发生长不良。铜的缺乏会导致头发角化，阻碍头发生长，使毛发的颜色丧失，变得枯黄。

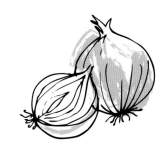

海带
Hai dai

改善发质营养素
钙、钾、碘

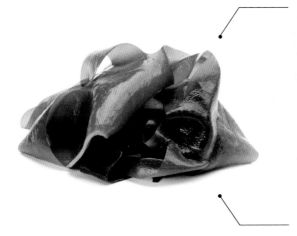

食材小档案
每日适用量：100~200 克。
保存方式：放在通风干燥处，就可以保存很长时间。

选购要点
　　表面有白色粉末、叶宽厚、色浓绿或紫中带黄者为佳，加工后的海带应整洁干净无霉变。

功 效

　　海带含碘量极为丰富，此元素为体内合成甲状腺素的主要原料。而头发的光泽就是由于体内甲状腺素发挥作用而形成的。海带还含铁、钠、镁、钾、钴、磷、甘露醇和维生素 B_1、B_2、C 等多种物质，这些营养物质对头发皆大有裨益。因此，常吃海带对头发的生长、润泽、乌黑、光亮等都具有特殊的功效。

食材组合

搭配食材	营养成分	症状效用	推荐菜谱
猪肉	蛋白质	营养全面	海带炖肉
冬瓜	维生素 C	降血压、血糖	冬瓜海带汤

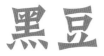
黑豆

Hei dou

改善发质营养素

蛋白质、维生素 E、锌、铜

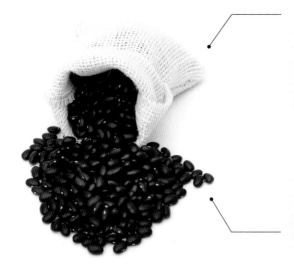

食材小档案

每日适用量：30~50 克。

保存方式：密封放在阴凉通风的地方或冷藏。

选购要点

　　颗粒有大有小，墨黑或是黑中泛红者为佳。

功 效

　　黑豆的蛋白质含量高达 30%，这些植物蛋白有氮氨酸、胱氨酸等，都是掉发患者所缺乏的，常食黑豆可以促进头发生长。

　　同时黑豆中含有丰富的微量元素和维生素，尤其是铁和维生素 E、维生素 B 族含量很高，能够改善掉发，增加头发光泽、弹力，防止分叉和断裂。

食材组合

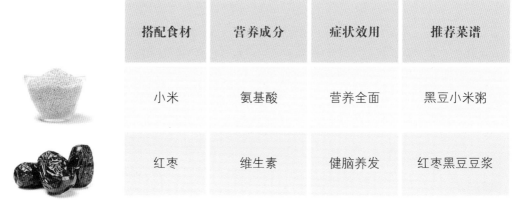

	搭配食材	营养成分	症状效用	推荐菜谱
	小米	氨基酸	营养全面	黑豆小米粥
	红枣	维生素	健脑养发	红枣黑豆豆浆

黑芝麻
Hei zhi ma

改善发质营养素
蛋白质、维生素 E、钙、铁、芝麻素

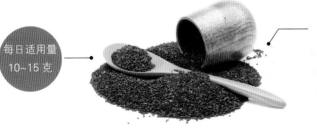

每日适用量
10~15 克

选购要点
色泽鲜亮、纯净，外观黑色，大而饱满，皮薄、嘴尖而小者为佳。

食材组合

搭配食材	营养成分	症状效用	推荐菜谱
核桃	蛋白质	健脑益智	黑芝麻核桃粥
冰糖	糖类	润肺生津	芝麻冰糖水

功效
头发毛囊中黑素细胞分泌的黑色素减少是白发的主要原因，而酪氨酸酶减少则是黑色素分泌减少的原因之一。黑芝麻提取液能使酪氨酸酶变多，提高黑色素的合成量。

紫菜
Zi cai

改善发质营养素
蛋白质、维生素 B 族、锌、碘

每日适用量
25~50 克

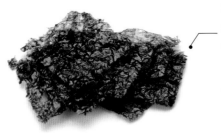

选购要点
表面光滑滋润、紫褐色或紫红色，片薄、大小均匀、质嫩体轻者为佳。

食材组合

搭配食材	营养成分	症状效用	推荐菜谱
鸡蛋	蛋白质	营养丰富	紫菜鸡蛋汤
虾皮	钙	治疗骨质疏松	紫菜虾皮汤

功效
紫菜营养丰富，并含有较多的胡萝卜素和核黄素。同时含维生素 B 族和锌、碘等微量元素，这些都可以促进头发生长。碘能增强甲状腺功能，有利于头发健美。

改善孩子皮肤的好食物

儿童皮肤柔软娇嫩，抵抗力低，对外界气温的适应和调节能力很差。容易过敏、皲裂、干燥、发红等，还有些孩子可能皮肤较黑、发黄、粗糙。除了可能是外界环境影响，还有可能是饮食结构不合理，造成一些微量元素和维生素缺乏，导致皮肤不好。

因此，除了日常护理外，还要注意多饮水，改善饮食结构，不挑食偏食，才能拥有健康柔嫩的肌肤。

改善皮肤的营养素

维生素 A

维生素 A 是机体必需的一种营养素，对皮肤保养和机体抗衰老有着重要的作用。它能有效改进肌肤的锁水功能，并加强肌肤的抗氧化功能，从而保持肌肤水分，并恢复肌肤的水润弹性。维生素 A 还能调节皮肤表皮及角质层的新陈代谢，抵抗细菌及辐射危害，让皮肤柔软细嫩，有防皱去皱功效。如果缺乏维生素 A，上皮细胞的功能减退，会导致皮肤弹性下降，干燥、粗糙，失去光泽。

维生素 E

维生素 E 具有强大的抗氧化能力，它可以阻断细胞膜中过氧化物的形成，使细胞免受自由基的损害，从而保持细胞的年轻活力。同时，维生素 E 能够稳定细胞的蛋白活性结构，直接帮助细胞抵抗紫外线、污染物、辐射的侵害。

铁

缺铁引发的最明显问题就是"面黄肌瘦"，人体铁质不足，气血无法充分滋润肌肤，皮肤细胞带氧量不足，就会出现毛孔粗大、斑点等问题。

维生素 C

胶原蛋白的合成需要维生素 C 参与，所以若维生素 C 缺乏，胶原蛋白不能正常合成，就会导致细胞连接障碍，皮肤出现早衰症状。另外，维生素 C 能抑制酪氨酸酶的活性，阻断黑色素生成，保护皮肤不受紫外线伤害，并改善皮肤暗沉。

维生素 B_{12}

维生素 B_{12} 是唯一含必需矿物质的维生素，能够带给你红扑扑的好气色。饮食中多吃些含有维生素 B_{12} 的食物，可以解决黯沉、干燥等皮肤问题。

蓝莓
Lan mei

改善发质营养素

维生素 C、矿物质、花青素

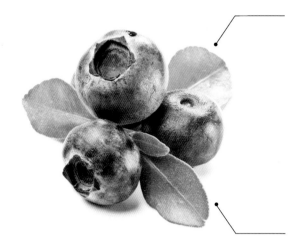

食材小档案

每日适用量： 5~15 枚。

保存方式： 蓝莓的耐储藏性较强，室温 18~26℃、采用小包装可保存两周，冷藏可保鲜更久。

选购要点

颜色淡蓝到紫黑、有均匀果粉、果实完整者为佳。

功 效

蓝莓是一种营养价值非常高的水果，果肉含丰富的维生素、蛋白质和矿物质。蓝莓还含有丰富的钙、铁、磷、钾、锌等微量元素，这些元素的存在比例明显高于其他水果。

这些营养物质让蓝莓有"黄金浆果"的美誉，其富含的维生素和多种矿物质，能够帮助皮肤抵御紫外线、抗氧化，从内部改善的健康状况，增加皮肤弹性，减少皮肤病的发生，让皮肤白净。

食材组合

搭配食材	营养成分	症状效用	推荐菜谱
橙子	维生素	增强免疫力	蓝莓果蔬沙拉
牛奶	蛋白质和钙	增强免疫力	蓝莓牛奶

玉米
Yu mi

改善发质营养素
胡萝卜素、维生素 B 族、维生素 E

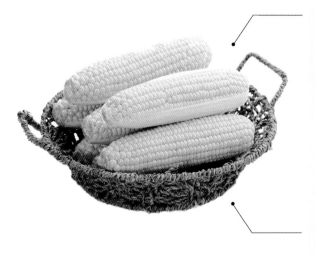

食材小档案
每日适用量：50~100 克。
保存方式：用保鲜膜包裹，冷藏保鲜。

选购要点
选择七八分熟的、不太老的；还可以用手掐一下，有浆且颜色较白者为佳。

功 效

玉米是著名的抗衰老食物，含有丰富的胡萝卜素，其中黄玉米的含量相对较高。胡萝卜素被人体吸收后转化为维生素 A，维生素 A 能使肌肤恢复润泽，防止肌肤干燥。

玉米还富含维生素 E 和维生素 B 族，有利于维持皮肤健康，改善皮肤气色，让孩子拥有红扑扑的脸蛋。

食材组合

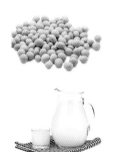

搭配食材	营养成分	症状效用	推荐菜谱
黄豆	大豆卵磷脂	防治高血压	黄豆玉米粥
牛奶	色氨酸	润肠、健脑	牛奶玉米汁

莲藕
Lian ou

改善发质营养素

维生素 C、铁、钙、维生素 B 族

每日适用量
100~200 克

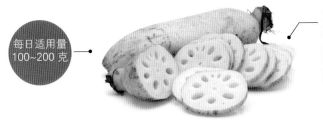

选购要点

外皮黄褐色，肉肥厚而白、藕节短、藕身粗、藕孔小者为佳。

食材组合

搭配食材	营养成分	症状效用	推荐菜谱
黑木耳	矿物质	养胃益血	莲藕木耳炒肉片
猪肉	蛋白质	益气益力	莲藕炒肉

功 效

莲藕含丰富的维生素 C 及矿物质，具有药效，其止血作用更为人所熟知。最近有研究表明，莲藕有益心脏，有促进新陈代谢、防止皮肤粗糙、保持脸部光泽、益血生肌的功效。

牛 骨
Niu gu

改善发质营养素

蛋白质、骨胶原

每日适用量
50~100 克

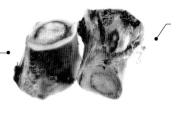

选购要点

要挑选棒骨，熬出来的汤浓且香。

食材组合

搭配食材	营养成分	症状效用	推荐菜谱
香菇	蛋白质	增强免疫力	香菇牛骨汤
胡萝卜	胡萝卜素	强身健体	胡萝卜牛骨汤

功 效

牛骨含丰富的骨胶原，可以美容，常喝能使皮肤具有弹性。同时，牛骨含有丰富的钙质，可以强筋壮骨，特别适合正在发育的儿童食用。

增强免疫力的好食物

儿童体质较弱，抵抗力较差，容易感染各种细菌，导致生病。虽然随着年龄的增长，儿童的抵抗力会慢慢增强，但是我们也可以通过合理的膳食、适当的运动等，增强孩子体质，让他健康成长。

要提高儿童免疫力，一定要营养均衡，没有哪样食物包含孩子需要的所有营养，因此要注意食物多样化，选择天然食品，少吃高油、高糖的精致加工食品。

增强免疫力的营养素

乳铁蛋白

这是一种可以结合铁离子传输的蛋白质，存在于哺乳类动物包括人类的乳汁中，是母乳中的核心免疫蛋白。乳铁蛋白可以调节铁的平衡，促进人体细胞的生长，增强机体抗病能力，被誉为"健康的第一道防线"。

维生素

维生素 A 能促进糖蛋白的合成。细胞膜表面的蛋白主要是糖蛋白，免疫球蛋白也是糖蛋白。维生素 A 摄入不足，呼吸道上皮细胞缺乏抵抗力，常常容易患病。

维生素 B 族缺乏会引起免疫系统的退化，如胸腺萎缩，甚至淋巴球减少。

白细胞内维生素 C 含量减少时，白细胞的战斗力减弱，人体易患病。维生素 C 还可以降低毛细血管通透性，阻止病毒进入人体组织，保护机体器官。

维生素 E 能增加抗体，清除过滤性病毒、癌细胞，还防止白细胞膜产生过氧化反应。

微量元素

锌、硒等多种微量元素都与人体非特异性免疫功能有关。研究发现，适当给儿童补锌可以起到提高儿童免疫力、减少感冒发烧、缩短感冒病程的作用。硒则和维生素E 有相辅相成的作用，可防治因氧化而引起的老化、组织硬化。

多糖体

某些菇类的多糖体能通过增加抗体、增加防疫性的杀手细胞等来强化免疫系统。香菇等含的多糖体、三萜类，能提高巨噬细胞和 T 细胞活性，强化免疫系统。

蒜素

蒜素有杀死体内病菌的作用，是与白细胞并肩作战、增强免疫机能的物质。

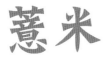

薏米
Yi mi

增强抵抗力营养素

蛋白质、维生素 B 族、维生素 E

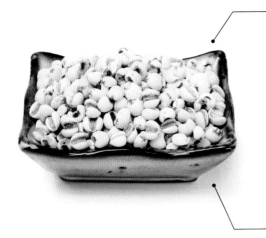

食材小档案

每日适用量： 20 克。

保存方式： 低温、干燥、密封、避光保存。

选购要点

以粒大、饱满、色白或黄白、味甘淡或味甜者为佳。

功 效

薏米含胚芽和多醣，维生素 B 族和维生素 E 的含量也很丰富，这些抗氧化剂能增强免疫力，提高免疫细胞的功能。

薏米不论用于滋补还是用于治病，作用都较为缓和，微寒而不伤胃，益脾而不滋腻。薏米治病的成分薏苡仁酯，不仅具有滋补作用，还是一种抗癌剂。

食材组合

	搭配食材	营养成分	症状效用	推荐菜谱
	红豆	维生素 C	养胃健脾	薏米红豆粥
	冬瓜	钙	预防癌症	冬瓜薏米饭

香菇
Xiang gu

增强抵抗力营养素
氨基酸、维生素、香菇多糖

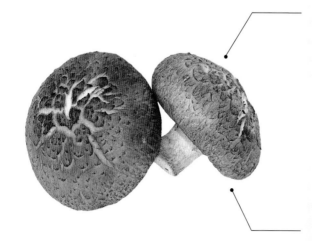

食材小档案

每日适用量： 20 克。

保存方式： 新鲜香菇避水透气冷藏，干香菇密封避光保存。

选购要点

香味纯正、伞背呈黄色或白色者为佳。

功效

香菇含有香菇多糖，可以滋养免疫系统，增强人体免疫力。香菇还含有一种抗病毒的干扰素诱发剂，能提高人体抗病能力，预防流行性感冒等。

香菇具有补气益肾的功效，可治久病气虚、食欲不振等病症。经常食用香菇对预防人体因缺乏维生素 D 而引起的血磷、血钙代谢障碍导致的佝偻病等有益，还可预防人体各种皮肤炎症。

食材组合

	搭配食材	营养成分	症状效用	推荐菜谱
	豆腐	蛋白质	健脾和胃	豆腐烧香菇
	薏米	膳食纤维	预防癌症	香菇薏米饭

洋葱
Yang cong

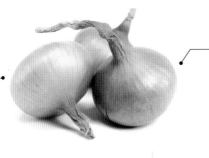

增强抵抗力营养素

锌、硒、维生素 C、大蒜素

每日适用量
1~2 颗

选购要点

　　表皮干燥、包卷紧实、表皮有茶色纹理者为佳。

食材组合

搭配食材	营养成分	症状效用	推荐菜谱
鸡蛋	维生素 C、E	增强免疫力	洋葱鸡蛋饼
苦瓜	维生素	提高机体免疫力	洋葱苦瓜炒五花肉

功效

　　洋葱含杀菌功能，可增强人体的免疫力，能有效抵御流感病毒。洋葱还富含维生素 C，可降低毛细血管通透性，阻止病毒进入人体。

橙子
Cheng zi

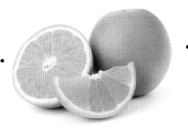

增强抵抗力营养素

维生素 C、胡萝卜素、维生素 A、维生素 B 族

每日适用量
1~2 个

选购要点

　　中等大小、香浓而皮薄、沉且富有光泽者为佳。

食材组合

搭配食材	营养成分	症状效用	推荐菜谱
蛋黄酱	维生素 C、E	护肤、抗癌	香橙煎鸭胸
奶油	胆固醇	提高免疫力	橙子奶油卷

功效

　　橙子富含多种维生素，维生素 C 能增加噬菌细胞的数量，强化细胞活力，建立和维护黏膜、胶原组织，帮助伤口痊愈。

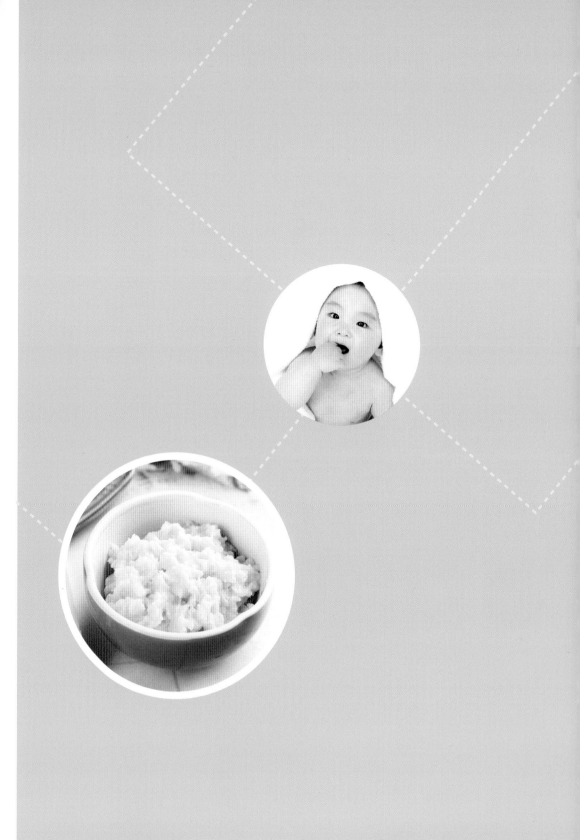

Chapter

3

儿童营养饮食
问题及常见病症

　　每种食物包含的营养各不相同，没有哪种食物包含我们身体所需的所有营养。但是在日常生活中，孩子挑食、偏食，先天对营养的吸收功能不好，父母错误的喂养等，也可导致儿童出现各种由饮食问题带来的病症。下面我们就详细介绍一些日常喂养中可能出现的问题，并提供相应的日常护理和食疗方，帮助家长一起来提高孩子的身体素质。

饮食不均衡导致干瘦、发育停滞

营养不均衡的原因

营养不良是指由于一种或几种营养素的缺乏或过剩所造成的机体健康异常或疾病状态。在现在食物富足的时代，往往只有长期的营养不均衡才会造成营养不良。儿童生长发育迟缓和干瘦，可能是饮食长期缺乏碳水化合物、脂肪和蛋白质等营养素。

儿童营养不良的表现

对于某些生长速度过快或过慢的孩子来说，还要结合相应身高的标准体重去判断其营养状况。按照新的分类法，营养不良可分为体重低下、发育迟缓和消瘦，因而判断起来较为复杂。

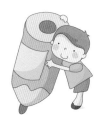

1

体重低下是按照年龄体重算的。体重低于标准年龄体重的90%则为营养不良，90%~75% 为轻度，75%~60% 为中度，60% 以下为重度。

2

发育迟缓是按照年龄身高算的。身高低于标准年龄身高的95%则为发育迟缓，95%~90% 为轻度，90%~85% 为中度，85% 以下为重度。

3

消瘦是按照年龄身高、体重算的。身高、体重低于标准年龄身高、体重的90% 为消瘦，90%~80% 为轻度，80%~70% 为中度，70% 以下为重度。

标准身高和体重的计算公式

2~12 岁的体重计算公式：体重（千克）＝年龄（岁）×2＋8

2~10 岁的身高计算公式：身高（厘米）＝年龄（岁）×7＋70

TIPS

父母应该定期给孩子测量身高和体重，时刻关注孩子的身体发育情况，一旦有营养不良的征兆就要补充营养、改变饮食或作息，不要等到严重之后再去医院治疗。

饮食指导

1 注意各种营养的搭配，对防治引起营养不良的各种疾病很重要。根据营养不良的程度，要分别采取不同的方法。

2 轻症病例如胃肠功能紊乱，可给孩子高蛋白质及高热量饮食或软食，以分次多餐为宜。

3 重症患者在治疗时应食用流质或易消化的食物，给予富含维生素的食物或维生素 B 族等药物，并配合医生的治疗方法进食高蛋白质和高热量饮食。

注意

有些父母一旦发现孩子营养不良，就立即每天给孩子进食多种多样的高蛋白、高糖或高脂肪食物，这是非常不妥当的。因为这类孩子（尤其是重度营养不良）大多伴有消化能力的减退，如果按上述方法给孩子补充营养，往往适得其反。应该按照"循序渐进、逐步充实"的原则，适当补充蛋白质、脂肪和碳水化合物、维生素等营养物质。

生活指南

1 保证睡眠充足，培养良好的生活习惯，防止挑食、偏食，不要过多地让孩子吃零食。

2 经常带孩子到户外，利用天然条件，呼吸新鲜空气，多晒太阳，多进行户外活动。

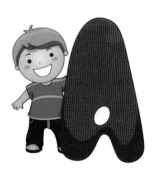

多吃 六 大强身食物

儿童身形瘦小、发育停滞时，需多补充一些富含蛋白质、脂肪和碳水化合物的食物，同时也需要补充必需的维生素、矿物质等，尽量均衡饮食。

1 牛奶

牛奶富含蛋白质，且是动物蛋白。动物蛋白所含氨基酸的种类和比例较符合人体需要。这些富含优质蛋白的奶类营养成分高，是儿童成长过程中不可缺少的食物，可以强身健体、促进身体发育等。

2 牛肉

牛肉富含蛋白质等营养成分，能提高身体机能，对生长发育期营养缺乏的儿童来说非常适合。

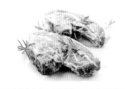

3 鸡蛋

鸡蛋富含优质蛋白质和脂肪，其蛋白质的氨基酸比例很符合人体生理需要，易为机体吸收，利用率高达98%，营养价值很高。

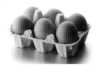

4 大米

大米中含碳水化合物75%左右，蛋白质7%~8%，脂肪1.3%~1.8%，并含有丰富的维生素B族等。其蛋白质的生物价和氨基酸的构成比例都比禾谷类作物高，消化率66.8%~83.1%，也是谷类蛋白质中较高的一种，是营养价值很高的主食。

5 鹌鹑

每100克生鹌鹑肉含蛋白质22克、脂肪5克、胆固醇70毫克，能提供561千焦的热量。鹌鹑有益中补气、强筋骨、耐寒暑、消结热、利水消肿的功效，适宜营养不良的儿童食用。

6 鲫鱼

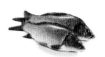

鲫鱼肉质细嫩，营养价值很高。每100克鲫鱼肉含蛋白质13克、脂肪11克，并含有大量的钙、磷、铁等矿物质。鲫鱼药用价值极高，其性平味甘，入胃、肾，具有和中补虚、除羸、温胃进食、补中生气之功效。

芸豆平菇牛肉汤

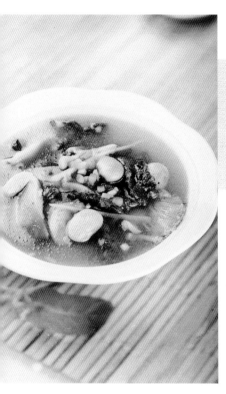

◎ **原料：** 牛肉 120 克，水发芸豆 100 克，平菇 90 克，姜丝、葱花各少许。

◎ **调料：** 盐 3 克，鸡粉 2 克，食粉少许，生抽 3 毫升，水淀粉、食用油各适量。

◎ **做法：**

1. 平菇洗净切小块，牛肉洗好切小片。把肉片装入碗中，撒上各种调料腌渍入味。
2. 锅注水烧开，放入芸豆和姜丝，煮至芸豆变软。
3. 加入盐、鸡粉、食用油和平菇，用大火煮沸。
4. 放入牛肉，煮至熟透，盛出撒上葱花即可。

 Tips: 芸豆平菇牛肉汤富含优质蛋白，可满足小儿生长发育所需，对消渴、水肿、面色萎黄等症的患儿有食疗作用。

牛奶粥

◎ **原料：** 牛奶 400 毫升，水发大米 250 克。

◎ **做法：**

1. 砂锅中注入适量的清水大火烧热。
2. 倒入牛奶、大米，搅拌均匀。
3. 盖上锅盖，大火烧开后转小火煮 30 分钟至熟软。
4. 掀开锅盖，持续搅拌片刻，盛出即可。

 Tips: 牛奶粥有补血润燥、和胃健脾的功效。牛奶同大米煮粥，既可增强健脾和胃的作用，又能延长在胃肠内消化吸收的时间，加强补益作用，适宜用于儿童营养不良、发育缓慢、气血不足、面色萎黄等。

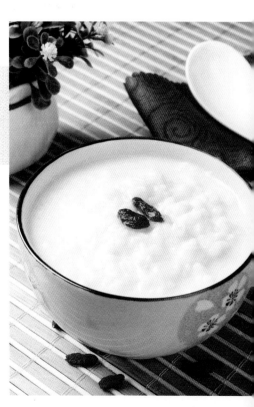

饮食缺锌导致厌食

锌是构成多种蛋白质分子的必需元素，参与糖类、蛋白质和核酸的合成与降解代谢过程。锌的生物配合物是良好的缓冲剂，可调节体液的 pH。锌被誉为"生命之花"，对人体健康有极大的辅助作用。

缺锌引起厌食的原因

儿童缺锌，除了遗传、纯母乳喂养、低出生体重等原因外，主要是因为膳食安排不合理、饮食习惯不好，同时还与儿童消化吸收不良、锌流失过多有关系。

唾液中味觉素的组成成分之一是锌，锌缺乏时会影响味蕾的功能，使味觉功能减退。同时，缺锌会导致黏膜增生和角化不全，脱落的上皮细胞堵塞了味蕾小孔，食物难以接触到味蕾，味觉变得不敏感。长此以往，孩子自然就会厌食、没有食欲。

厌食的危害

儿童缺锌会导致食欲减退，出现挑食、厌食、拒食、没有饥饿感等情况。厌食、挑食进一步会导致面黄肌瘦，不仅直接影响生长发育，还会造成抵抗力下降。

饮食指导

1 遵循营养均衡原则，父母在日常饮食中用多种类的食物替代单纯主食，尽量选择含锌量高、色彩鲜明的食物，补锌又提高儿童食欲。

2 饮食应清淡、易消化而富有营养。多选取含锌量较多而又有健脾作用的食物。

3 由于儿童消化吸收功能有限，食物补锌的吸收率有限，可在食补外服用高活性的锌剂，见效较快。

注意事项

1 食品要精细。燕麦粗纤维多，麸糖含植酸盐多，粗纤维及植酸盐均可阻碍锌的吸收，故补锌期间的食谱应适当精细些，注意粗细搭配。

2 莫忘补充钙与铁。补锌的同时补充钙与铁两种矿物元素，可促进锌的吸收与利用，加快机体恢复，因为三种元素有协同作用。

多吃 六 大补锌食物

日常补锌可以多吃含锌高的食物，同时，水果和蔬菜也不能少，因为锌只有在营养均衡的环境下，才更加容易被人体吸收。

1 牡蛎

牡蛎含锌量很高，能补充儿童生长发育所需的锌元素，帮助改善儿童因缺锌而出现的厌食、偏食等症状。

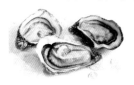

2 鸡蛋

人体消化系统的正常运作都离不开锌的参与，儿童缺锌会出现厌食、偏食、生长发育缓慢等症状，鸡蛋中含有丰富的锌，可补充儿童体内的锌元素。

3 西蓝花

西蓝花中含有的锌元素比较丰富，能维持机体的正常运作，提高免疫力，对由于缺锌引起的厌食、偏食患者有很好的食疗功效。

4 苹果

苹果除含有丰富的糖及维生素A、维生素B族、维生素C等外，还含有大量的锌，是补锌的理想选择。平时让孩子多吃一些苹果，可以从中摄取身体生长发育必需的锌以及其他营养素。

5 花生

花生含有蛋白质、脂肪、维生素以及矿物质钙、磷、铁等营养成分。花生果实中的锌元素含量普遍高于其他油料作物。常吃花生能促进儿童大脑发育，有增强大脑记忆的功能。

6 南瓜

南瓜营养丰富，不仅富含维生素、纤维素和矿物质，还含有丰富的锌，对促进儿童生长发育有很大的作用。

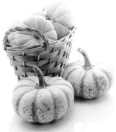

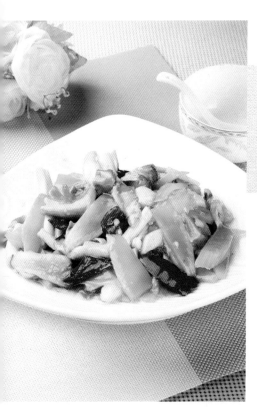

莴笋炒平菇

◎ **原料:** 莴笋 150 克,平菇 100 克,红椒 20 克,姜片、蒜末、葱段各少许。

◎ **调料:** 盐 7 克,鸡粉 2 克,蚝油 5 克,生抽 3 毫升,水淀粉 4 毫升,食用油适量。

◎ **做法:**

1. 平菇洗净切块,莴笋去皮切片,红椒除籽切片。

2. 锅中注水烧开,放入盐和食用油,再加莴笋、红椒和平菇,焯煮约半分钟后捞出。

3. 炒锅注油烧热,放葱段、姜片和蒜末爆香,再加食材、蚝油、鸡粉、盐、生抽炒匀。

4. 加入少许水淀粉勾芡,然后盛出装盘。

Tips: 本品富含锌,且莴笋对儿童缺锌引起的消化不良、厌食等症有很好的疗效。

韭黄炒牡蛎

◎ **原料:** 牡蛎肉 400 克,韭黄 200 克,彩椒 50 克,姜片、蒜末、葱花各少许。

◎ **调料:** 生粉 15 克,生抽 8 毫升,鸡粉、盐、料酒、食用油各适量。

◎ **做法:**

1. 韭黄洗净切段,彩椒洗好切条。

2. 牡蛎肉洗净装入碗中,加料酒、盐搅拌均匀。

3. 锅中注水烧开,倒入牡蛎汆煮,捞出沥干待用。

4. 热锅注油烧热,爆香葱、姜、蒜,倒入牡蛎、彩椒、生抽和料酒,再加韭黄炒匀,调入盐和鸡粉即可。

Tips: 本品味道鲜美,营养丰富,富含蛋白质、脂肪、锌、钙、铁等营养成分。

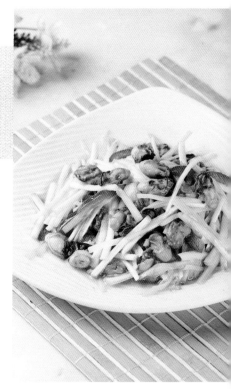

Basic 03 饮食过敏导致营养不良

过敏是指机体受同一抗原物质再次刺激后产生的一种异常或病理性免疫反应。现在的孩子更加容易患上过敏性疾病，主要是因为现在的食物和环境受到了很大的污染。

过敏的表现

出现皮肤湿疹，身上痒、长疙瘩，多汗、多动、夜惊、易感冒，经常揉眼睛、流鼻涕、打喷嚏、便秘、腹泻、呕吐、烦躁等。

过敏的原因

过敏主要是因为体内某种蛋白质变异或功能发育迟缓，影响对食物的吸收。有些过敏是因为遗传，还有的是因为吃了过敏性食物，也可能是接触动物毛发所导致。

过敏的危害

过敏会影响孩子健康，很多常见的过敏源如奶制品和蛋类等都是营养丰富的食材，对儿童的生长发育有着至关重要的作用。许多食材过敏儿童不能吃，就会影响营养成分的摄入，不利于健康成长。

饮食指导

1 对海鲜、干果或水果类过敏者，应减少甚至停止此种食物的选用。不新鲜的鱼类会释放有害物质，也容易造成过敏。

2 加工食品如添加二氧化硫的香肠、蜜饯、糖果等，会使气喘病人的过敏发作，应找出过敏源，并停止使用。

3 为了防止因过敏导致摄入营养不足，添加有利于增强体质的食材，还应该找出替代食物，保证儿童营养全面均衡。

生活指南

1 针对由食物引起的过敏性疾病，日常生活中应该小心牛奶、奶酪等乳制品，还有鸡蛋、虾、蟹、生鲜等食物。

2 春季过敏性疾病易发的主要原因是花粉，因此，尽量少让儿童的皮肤裸露在外面，少去花粉和粉尘多的地方。

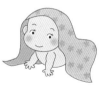

多吃 六 大抗过敏食物

日常生活中，要多吃一些具有抗过敏功用的食物，增强身体的防御功能。例如，富含维生素的食物能够加强机体免疫功能。

1 南瓜

南瓜多糖是一种非特异性免疫增强剂，能提高机体免疫功能，促进细胞因子生成，通过活化补体等途径对免疫系统发挥多方面的调节功能。过敏的儿童尤为适宜食用南瓜。

2 羊奶

羊奶的维生素和微量元素含量明显高于牛奶，且更利于儿童吸收。羊奶不易致敏，所以患肠胃疾病、支气管炎等病症的人，喝牛奶腹胀、腹泻、哮喘、皮肤过敏等牛奶不耐症人群及婴儿适宜饮用。对牛奶过敏的儿童可尝试羊奶，若不过敏就可替代牛奶，补充钙质和营养。

3 红枣

红枣含有丰富的维生素，有"天然维生素"的美称。日本学者研究发现，红枣中含有大量抗过敏物质环磷酸腺苷，非常适合过敏儿童食用。

4 洋葱

根据营养学家的研究，洋葱属辛辣食物中含有抗炎化合物的食物，可防止过敏。

5 柑橘

多种蔬菜和水果都可以抵御过敏。柑橘富含维生素C，而维生素C正是天然抗组织胺剂，若每天从饮食中摄取1000毫克，就足以避免过敏的出现。

6 胡萝卜

胡萝卜含有丰富的胡萝卜素，胡萝卜素能转变为维生素A，增强机体免疫力，还能调节细胞内的平衡，可有效预防花粉过敏症、过敏性皮炎等过敏反应。

胡萝卜白米香糊

◎ **原料：** 胡萝卜100克，大米65克，盐2克。

◎ **做法：**

1. 胡萝卜洗好切丁。
2. 取榨汁机，选搅拌刀座组合，把胡萝卜放入杯中，加入适量清水。然后盖上盖，选择"搅拌"功能，将胡萝卜榨成汁，取出备用。
3. 取料理机，放入大米磨成米碎，盛出备用。
4. 奶锅置火上，倒入胡萝卜汁，大火煮沸后倒入米碎。持续搅拌2分钟，煮成米糊，加盐即可。

 Tips: 胡萝卜富含胡萝卜素，能增强机体免疫力，预防花粉过敏症、过敏性皮炎等，非常适合易过敏的宝宝食用。

土豆青豆泥

◎ **原料：** 土豆130克，青豆40克。

◎ **做法：**

1. 土豆洗好去皮切片，放在蒸碗中，放入烧开的蒸锅中用中火蒸25分钟至熟软，取出放凉待用。
2. 青豆洗好放入烧开的蒸锅中，中火蒸10分钟至熟软，取出放凉待用。
3. 将土豆和青豆捣成泥状，混合均匀，盛入碗中即可。

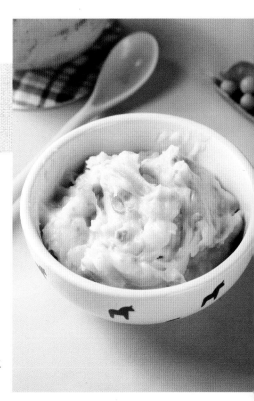

Tips: 土豆有促进肠胃蠕动的功效，对宝宝过敏也有辅助消炎的作用，适合过敏宝宝食用。

饮食缺铁造成贫血

缺铁性贫血是婴幼儿时期最常见的一种贫血，是体内铁缺乏致使血红蛋白合成减少而发生的一种小细胞低色素性贫血。

患缺铁性贫血的原因

除了婴儿出生时机体含铁量少、生长速度过快造成缺铁，还与食欲减退、肠胃吸收不好、日常饮食缺铁有关。

缺铁性贫血的危害

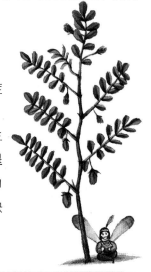

发病多在6个月至3岁，大多起病缓慢。缺铁性贫血症可能引起胃酸减少、肠黏膜萎缩，影响肠道正常消化吸收，引起营养缺乏及吸收不良综合征等，从而影响儿童正常的生长发育。缺铁的儿童运动后易发生疲劳、无力、活动力减退等情况。缺铁影响智力发育，会出现反应能力低下、注意力不集中、记忆力差、易动怒、智力减退等表现。铁元素的缺乏还可直接影响到淋巴细胞的发育和免疫功能。

饮食指导

1　日常饮食需选择富含铁的食物，如各种瘦肉、动物肝脏、动物血液、绿叶蔬菜等。

2　服用非铁剂补充铁时忌饮茶，也不宜饭前服用。另外，牛奶中含磷较多，会影响铁的吸收。

3　还应该考虑到铁的吸收和利用问题，如服硫酸亚铁、葡萄糖酸亚铁，搭配维生素C，可促进铁的吸收。一般动物性食品铁的吸收率较高，达10%~20%左右，而植物性食品铁的吸收率只有百分之几。

多吃 六 大补铁食物

补铁应该吃什么？当然是富含铁元素的食物。动物内脏等是补铁食物的首选，且吸收率高，其次是其他动物性食物和植物性食物，但是吸收率略低。

1 血制品

猪血、鸡血、鸭血等动物血液里铁的利用率为12%。如果注意清洁卫生，加工成血豆腐日常食用，是预防儿童缺铁性贫血的价廉方便的食品。

2 肝脏

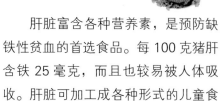

肝脏富含各种营养素，是预防缺铁性贫血的首选食品。每100克猪肝含铁25毫克，而且也较易被人体吸收。肝脏可加工成各种形式的儿童食品，如肝泥就便于婴儿食用。

3 黄豆

每100克黄豆及黄豆粉中含铁11毫克，人体吸收率为7%，远比米、面中的铁吸收率高。黄豆在日常饮食中较为常见，方便易得，味道可口，孩子一般不会排斥。

4 芝麻酱

芝麻酱富含各种营养素，是一种极好的婴幼儿营养食品。每100克芝麻酱含铁58毫克，比猪肝、鸡蛋黄都高出数倍。同时还含有丰富的钙、磷、蛋白质和脂肪，可添加在多种婴幼儿食品中，深受儿童欢迎。

5 黑木耳

黑木耳铁的含量很高，每100克含铁185毫克，是补血佳品。

6 菠菜

菠菜含铁，对缺铁性贫血有较好的辅助治疗作用。同时，菠菜补血之理与其所含丰富的类胡萝卜素、抗坏血酸有关，两者对身体健康和补血都有重要作用。

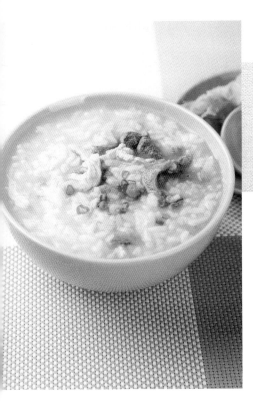

猪肝瘦肉粥

◎ **原料：** 水发大米 160 克，猪肝 90 克，瘦肉 75 克，生菜 30 克，姜丝、葱花各少许。

◎ **调料：** 盐 2 克，料酒 4 毫升，水淀粉、食用油各适量。

◎ **做法：**

1. 瘦肉洗净切丝，猪肝处理好切片，生菜洗净切细丝。

2. 猪肝装入碗中，加盐、料酒和水淀粉等腌渍入味。

3. 砂锅注水烧热，放入洗净的大米，加盖用中火煮至变软。倒入瘦肉丝，加盖用小火续煮 20 分钟至熟。

4. 倒入腌好的猪肝，放入姜丝和生菜丝，加盐调味。

5. 盛出煮好的粥装入碗中，撒上葱花即可。

 Tips: 本品健脾益气。猪肉、猪肝具有补肾养血、滋阴润燥、增强免疫力等功效。

枸杞猪肝茼蒿粥

◎ **原料：** 猪肝 90 克，茼蒿 90 克，水发大米 150 克，枸杞 10 克，姜丝、葱花各少许。

◎ **调料：** 料酒 8 毫升，盐 3 克，鸡粉 3 克，生粉 5 克，胡椒粉少许，芝麻油 2 毫升，食用油适量。

◎ **做法：**

1. 茼蒿洗净切段；猪肝处理干净切片，腌渍入味。

2. 砂锅注水烧开，放洗净的大米，加盖小火煮熟透。

3. 放入枸杞、猪肝、茼蒿煮沸，加盐、鸡粉、胡椒粉和适量芝麻油调味。关火后盛出，撒葱花即可。

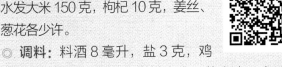

Tips: 茼蒿含挥发油、多种维生素及多种氨基酸，是补铁佳蔬，能促进肠胃蠕动，搭配猪肝、枸杞，适合儿童和贫血者食用。

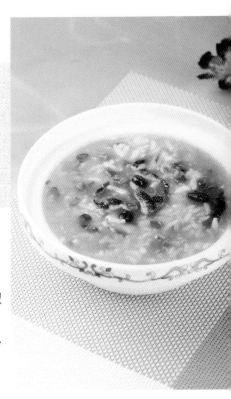

Basic 05 维生素 D 缺乏造成佝偻病

维生素 D 缺乏性佝偻病，是以维生素 D 缺乏导致钙、磷代谢紊乱和临床以骨骼的钙化障碍为主要特征的疾病。维生素 D 不足导致的佝偻病，是一种慢性营养缺乏病，发病缓慢，影响生长发育，多发生于 3 个月至 2 岁的小儿。

病症判断

该病多数从小儿 3 个月左右开始发病，初期以精神神经症状为主，患儿有睡眠不安、好哭、易出汗等现象，出汗后头皮痒而在枕头上摇头摩擦，出现枕部秃发。

严重的患儿肌肉韧带松弛无力；因腹部肌肉软弱而使腹部膨大，平卧时呈"蛙状腹"；四肢肌肉无力，学会坐、站、走的年龄较晚，易跌倒；出牙较迟，牙齿不整齐，易发生龋齿；大脑皮质功能异常，表情淡漠，语言发育迟缓，免疫力低下，易并发感染、贫血。一旦发现此类情况，立即前往医院就医。

患佝偻症的原因

1 日光照射不足

维生素 D 由皮肤经日照产生，如日照不足，易造成儿童维生素 D 缺乏。对于婴幼儿来说，日光浴是机体合成维生素 D_3 的重要途径。

2 维生素 D 摄入不足

天然食物中所含的维生素 D 不能满足婴幼儿的需要，需多晒太阳，同时补充鱼肝油。

3 需要量增多

早产儿因生长速度快和体内储钙不足而易患此病；婴儿生长发育快，对维生素 D 和钙的需求量增多，易得此病；2 岁后生长速度减慢且户外活动增多，发病率逐渐减少。

饮食指导

1 预防和治疗需补充维生素 D 并辅以钙剂，防止骨骼畸形和复发。

2 初期症状只需坚持母乳喂养，添加含维生素 D 较多的食品（肝、蛋黄等），多到户外活动增加日光直接照射的机会。

3 补充维生素 D 要注意适量，长期大量服用会引起中毒，表现为食欲下降、呕吐、腹痛等。

多吃 六 大富含维生素 D 的食物

自然界中只有很少的食物含有维生素 D。动物性食品是非强化食品中天然维生素 D 的主要来源，如海鱼和鱼卵、动物肝脏、蛋黄、奶油等。

1 三文鱼

在所有天然食物中，三文鱼的维生素 D 含量最高。除了三文鱼，金枪鱼中的维生素 D 也很丰富。不管是新鲜的、冷冻的，含量都很高。

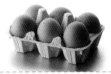

2 鸡蛋

鸡蛋是强大的营养库。蛋黄含有非常多的维生素 D，蛋白中的优质蛋白质也很多。

3 牛奶

研究发现，无论全脂还是脱脂，牛奶都含天然维生素 D，而且市场上许多牛奶都已经强化了维生素 D。

4 奶油

奶油的脂肪含量比牛奶增加了 20~25 倍，而其余成分如非脂乳固体（蛋白质、乳糖）及水分大大降低，是维生素 D 和维生素 A 含量很高的食物。

5 鱼肝油

鱼肝油是从鲨鱼、鳕鱼等的肝脏中提炼出来的脂肪，富含维生素 D 和维生素 A，常用来防治佝偻病、夜盲症等。

6 口蘑

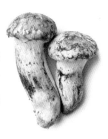

口蘑中含有大量的维生素 D。最新研究发现，口蘑是唯一一种能提供维生素 D 的蔬菜，当口蘑受到紫外线照射的时候，就会产生大量的维生素 D。而多摄入维生素 D，就能很好地预防小儿佝偻症。所以，吃口蘑前让它晒晒太阳吧！

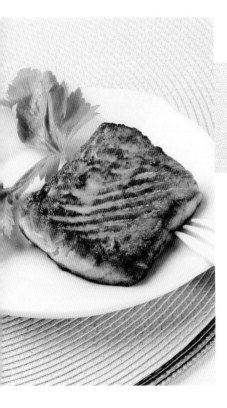

香煎三文鱼

◎ **原料:** 三文鱼 180 克,葱条、姜丝各少许。

◎ **调料:** 盐 2 克,生抽 4 毫升,鸡粉、白糖各少许,料酒、食用油各适量。

◎ **做法:**

1. 三文鱼洗净装入碗中,加入适量生抽、盐、鸡粉、白糖、葱条、姜丝、料酒等腌渍入味。

2. 炒锅注油烧热,放入三文鱼,煎约 1 分钟至散发香味。

3. 翻动鱼块,煎至金黄色。

4. 把煎好的三文鱼盛出,装入盘中即可。

 Tips: 本品不仅含有丰富的维生素D,同时还有大量的蛋白质和钙,对儿童骨骼生长很有好处。

牛奶黑芝麻豆浆

◎ **原料:** 牛奶 30 毫升,黑芝麻 20 克,水发黄豆 50 克。

◎ **做法:**

1. 将浸泡好的黄豆搓洗净、沥干。

2. 把黄豆、牛奶、黑芝麻倒入豆浆机中,注入适量清水,至水位线即可。盖上机头,选择"五谷"程序,打成豆浆。

3. 断电,取下机头,把豆浆倒入滤网,滤取豆浆。

4. 倒入碗中,用汤匙撇去浮沫即可。

 Tips: 本品有助于补充钙质、蛋白质和维生素D,儿童饮用后能强健骨骼、促进牙齿生长等。

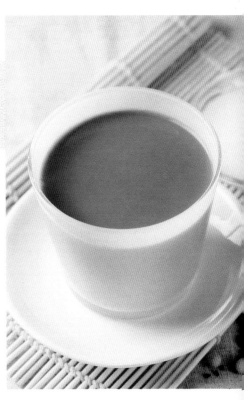

矿物质缺乏或过剩

矿物质又称为无机盐，是构成人体组织、维持正常生理功能及生化代谢等生命活动的主要元素。人体可以合成少数的维生素，但却无法制造矿物质，必须依赖日常饮食才能摄取。矿物质分为常量矿物质和微量矿物质两种，常量矿物质有钙、镁、氯、磷、钾、钠、硫等，微量矿物质有铁、铜、氟、锌、硒、锰等。

常（微）量元素缺乏或过剩的危害

5种

常量矿物质

钙

缺乏： 可能会出现夜啼、盗汗、厌食、方颅、佝偻病、骨骼发育不良、免疫力低下、头发稀疏等。

过剩： 可能会影响儿童胃口，出现厌食、便秘和胀气；影响铁、锌、镁等的吸收；骨骼过早钙化，易骨折。

钾

缺乏： 可能会出现全身无力、疲乏、心律不齐、头昏眼花，严重缺钾还会导致呼吸肌麻痹，甚至死亡。此外，低钾会使胃肠蠕动减慢，加重厌食，出现恶心、呕吐、腹胀等症状。

过剩： 可能会出现心律缓慢、不齐；早起还常伴有四肢麻木、极度疲乏、肌肉酸痛、肢体苍白、湿冷等症状。

镁

缺乏： 可能会出现厌食、恶心、呕吐、衰弱及淡漠。严重缺镁可导致记忆力减退、精神紧张、易激动、神志不清、烦躁不安、手足徐动等症状。

过剩： 易出现恶心、肠胃痉挛、嗜睡、肌麻痹严重可发生心脏病；高镁血症可致骨异常。

磷

缺乏： 易患低磷血症，引起红细胞、白细胞、血小板异常，软骨病；使人虚弱、食欲下降。

过剩： 易导致高磷血症、骨质疏松易碎、牙齿蛀蚀、各种钙缺乏症日益明显，精神不振甚至崩溃，破坏其他矿物质平衡。

钠

缺乏： 早期症状不明显，易出现倦怠、无神，甚至起立时昏倒；严重时出现恶心、呕吐、血压下降、痛性肌肉痉挛等现象。

过剩： 易引起心血管疾病，导致上呼吸道感染，影响骨骼生长。

饮食指导

1 针对所缺乏的矿物质，在日常饮食中多食用富含相应营养素的食物。严重时应该进行药物治疗，食疗为辅。同时注意膳食多样化，互相补充，有利于帮助各种矿物质的吸收消化。

2 对于一些矿物质过剩的情况，一定要进行治疗。排除一些身体机能问题和环境影响，饮食一定要注意适度原则，不要盲目补充各种营养，过犹不及。

7种

微量矿物质

碘

缺乏： 易导致地方性甲状腺肿、克汀病、单纯性聋哑、流产、早产、死胎、先天性畸形等。

过剩： 易引起甲状腺肿大，严重时出现恶心、呕吐、腹泻、发热等症状。

铁

缺乏： 爱哭闹、易惊醒，精神萎靡、厌食、挑食、发育迟缓、腹泻；注意力、理解力和记忆力差。

过剩： 可导致肝纤维化或肝硬化，明显增加肝癌发病率；出现甲状腺功能低下和心力衰竭等。

锰

缺乏： 易出现生长发育迟缓、骨骼畸形；智力减退，易患儿童多动症，甚至诱发癫痫和精神分裂症。

过剩： 早期易出现疲乏无力、头痛、失眠、行走困难；重度中毒可导致言语障碍、肢体颤动、书写困难、表情呆滞、记忆力减退等。

硒

缺乏： 易出现生长缓慢、肌肉萎缩、关节变粗、毛发稀疏、视力下降、体重减轻，还会出现心、肝、肾、肌肉等组织病变，儿童大骨节病及克山病，免疫力下降等。

过剩： 易出现脱发、脱指甲、皮肤黄染、龋齿、抑郁、头晕、恶心呕吐、食欲不振等。

锌

缺乏： 可能会出现挑食，厌食，身高体重严重低于正常儿童，异食癖，免疫力低，各种皮疹、皮炎，复发性口腔溃疡，下肢溃疡长期不愈及秃发等。

过剩： 易出现食欲减退、上腹疼痛、精神不振，甚至造成急性肾功能衰竭。还会抑制铁的吸收利用，久而久之造成缺铁性贫血。

钼

缺乏： 可使生长发育迟缓，尿中黄嘌呤、次黄嘌呤增加。

过剩： 长期摄入使嘌呤代谢失常，血中尿酶含量过高，出现痛风症状。

铜

缺乏： 会出现贫血、发育不良、皮肤和毛发色素减少、体重减轻等。

过剩： 可导致铜中毒，引起血红蛋白降低、血清乳酸脱氢酶升高及脑组织病变等。

多吃 七 大补充矿物质的食物

对一些轻度矿物质缺乏的情况，多吃一些富含矿物质的食物进行食补即可。而对于矿物质过剩则需采用药物治疗。

1 海带

海带营养丰富，富含多种矿物质。海带中除含有碘、钙、硫之外，还含有铁、钠、镁、钾、钴、磷、甘露醇和维生素 B_1、维生素 B_2、维生素 C 等。

2 香蕉

香蕉含有丰富的钾、镁、磷、钙等多种矿物质。香蕉还有促进肠胃蠕动、润肠通便、润肺止咳、清热解毒、助消化和滋补的作用。香蕉容易消化、吸收，从小孩到老年人都能安心地食用，并补给均衡的营养。

3 猪肝

猪肝营养丰富，含有丰富的微量元素硒、铁等，能增强人体的免疫力，抗氧化，调节和改善贫血病人造血系统的生理功能。

4 土豆

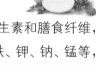

含大量淀粉、维生素和膳食纤维，还含丰富的钙、磷、铁、钾、钠、锰等，这些都是人体健康和婴幼儿发育成长不可缺少的元素。

5 荞麦

荞麦含有丰富的膳食纤维和淀粉，含有的铁、锌也比一般的谷物含量丰富，同时还含有钾、铁、铜等元素，营养丰富又开胃消食。

6 黄豆

黄豆营养价值很高，富含蛋白质及矿物元素铁、镁、钼、锰、铜、锌、硒等，以及8种人体必需氨基酸和天门冬氨酸、卵磷脂、可溶性纤维、谷氨酸和微量胆碱等营养物质。

7 花生

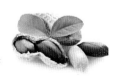

花生果实含蛋白质、脂肪、糖类、维生素，以及矿物质钙、磷、铁、钾、钠、锌、锰、镁等营养成分，含有8种人体所需的氨基酸及不饱和脂肪酸，有促进人的脑细胞发育、增强记忆力的作用。

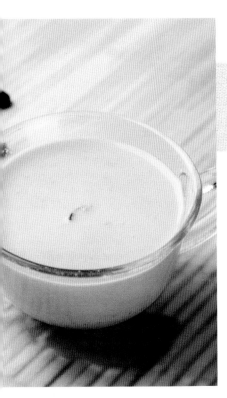

黑豆花生牛奶

◎ **原料：** 水发黑豆、水发花生米各 100 克，牛奶 150 毫升，白糖 6 克。

◎ **做法：**

1. 取榨汁机，选择搅拌刀座组合，倒入洗净的黑豆、花生米。注入适量矿泉水，选择"榨汁"功能，搅拌至材料成细粉状，即成生豆浆。
2. 烧热砂锅，倒入牛奶和生豆浆，搅匀，用大火煮约 1 分钟，沸腾后加入少许白糖，拌匀。
3. 续煮片刻，至糖分完全溶化，再撇去浮沫。
4. 关火后盛出，装入碗中即成。

 Tips:本品富含维生素、钙、磷、钠、铁、钾等营养物质，对于儿童摄入矿物质有很好的益处。

奶香土豆泥

◎ **原料：** 土豆 250 克，配方奶粉 15 克。

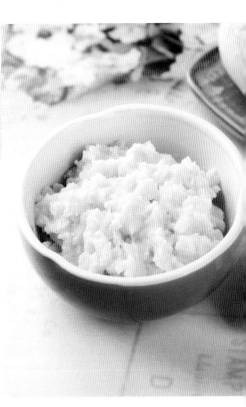

◎ **做法：**

1. 将适量开水倒入配方奶粉中，搅拌均匀。
2. 土豆洗净去皮切片，放入烧开的蒸锅内。盖上锅盖，用大火蒸 30 分钟至其熟软，然后取出。
3. 用刀背将土豆压成泥，放入碗中。
4. 再将调好的配方奶倒入土豆泥中，搅拌均匀。
5. 将做好的土豆泥倒入碗中即可。

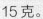 Tips: 土豆吸收了土壤中的多种矿物质，是矿物质宝库，还含有大量淀粉、维生素和膳食纤维，是儿童健康成长的好食材。

Basic 07 维生素缺乏或过剩

维生素分为脂溶性维生素和水溶性维生素。所谓水溶性维生素，就是能溶于水的维生素。水溶性维生素有维生素 B 族、维生素 C，易溶于水，如果摄取太多会经由尿液排出，但是长期过量摄入会引发中毒。

脂溶性维生素有维生素 A、D、E、K。脂溶性维生素可随脂肪被人体吸收，再经由肝脏分解，但是食用过多会囤积在肝脏无法排出，长期如此可能会产生毒性。

脂溶性维生素

维生素 A

缺乏：患者以婴幼儿为主。易患夜盲症，眼干燥症，口腔溃疡，毛发稀疏，指（趾）甲脆薄、有纵横沟，反复呼吸道感染，体格智力发育轻度落后并伴有营养不良、贫血和维生素缺乏症。

过剩：可能引起先天畸形，皮肤干燥、粗糙，脱发，唇干裂，瘙痒，口舌疼痛，指甲易碎，高钙血，肝脾肿大等，以及颅内压升高和低烧；还有厌食、体重不增加。

维生素 D

缺乏：可导致少儿佝偻病、肌肉萎缩、痢疾腹泻、失眠、紧张等。

过剩：早期易引起食欲减退，甚至厌食、精神不振，多有低热。有时也伴有恶心、呕吐、腹泻或便秘，逐渐出现尿频、夜尿多，偶有脱水和酸中毒症状。年龄较大患儿会伴有头痛，血压可升高或下降，有时会轻度贫血。孕早期维生素 D 中毒可致胎儿畸形。

维生素 E

缺乏：易出现溶血性贫血，新生儿则出现全身水肿，皮肤粗糙干燥、容易脱屑以及生长发育迟缓等。

过剩：易出现唇炎、恶心、呕吐、眩晕、视力模糊、肠胃功能紊乱等。长期大量服用会诱发血栓性静脉炎、肺栓塞等。

维生素 K

缺乏：一般表现为出血，轻者皮肤与外界物体碰撞即发乌或起青色，重者口腔、鼻黏膜、胃、肠以及泌尿道等处自发性出血。

过剩：过多补充维生素 K，孕妇可产生溶血性贫血，且新生儿会出现高胆红素血症，甚至出现核黄疸。

生活指南

1 针对所缺乏的维生素，日常饮食多吃蔬菜、水果，补充相应的维生素。严重时应该进行药物治疗，食疗为辅。

2 对于水溶性维生素的轻度超标，多喝一些水，就可帮助多余的维生素排出体外。而对于脂溶性维生素和重度水溶性维生素中毒，则需要立即停止补充该维生素，并采取药物治疗。生活中给孩子补充营养要遵循适度原则，过犹不及。

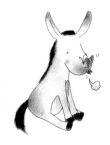

水溶性维生素

维生素 B₁

缺乏： 婴儿多为急性发病，以神经系统为主者称脑型脚气病。消化系统方面表现为厌食、呕吐、腹胀、腹泻或便秘等。神经系统症状早期表现为烦躁、夜啼，继而喂食呛咳、吸乳无力、全身软弱无力、嗜睡，严重者惊厥、昏迷，甚至引起死亡。

过剩： 可导致神经过敏、抽搐、头痛、乏力、神经肌肉麻痹、周围血管扩张、心律失常、水肿、肝脂肪变性等。

维生素 B₂

缺乏： 易引起口角炎、舌炎、溢脂性皮炎、继发性贫血等。

过剩： 可能引起瘙痒、麻痹、灼热感、刺痛等。

维生素 B₃

缺乏： 容易引起癞皮病，表现为体重减轻、记忆力差、失眠等。易发口角炎、舌炎等，轻者全身乏力、烦躁抑郁、健忘，重症则狂躁、幻听甚至痴呆。

过剩： 稍微过量会导致头痛、瘙痒和胃病，严重过量则会出现口腔溃疡、糖尿病和肝脏受损的病症。

维生素 B₁₂

缺乏： 易出现舌部发痒或发麻，白色点状皮疹，口角疼痛，呼吸困难，脸部疼痛，记忆力受损，偏头痛。

过剩： 容易引起头痛、疲倦烦躁、眼花、食欲下降、腹泻、浮肿、心律失常等不良反应。严重者血压下降、发生过敏性休克，危及生命。

维生素 C

缺乏： 易患坏血病，食量减少，贫血，出现牙龈、鼻黏膜及皮肤出血等症状。对儿童的智力发育也有影响，使其发育较同龄儿童落后。

过剩： 可引起腹胀、皮疹或泌尿系统结石等症状，严重者可致溶血，甚至致命。如大剂量长期服用而突然停药，可出现坏血病症状。

多吃 六 大补充维生素的食物

对于维生素缺乏而机体功能健全的儿童只需在日常饮食中多吃蔬菜、水果，就可满足人体维生素所需。对维生素吸收消化有功能障碍的儿童，应以药物治疗为主、食疗为辅。

1 胡萝卜

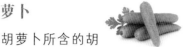

胡萝卜所含的胡萝卜素比白萝卜及其他各种蔬菜高出30~40倍。胡萝卜素进入人体后，能在一系列酶的作用下，转化为维生素A，然后被身体吸收利用，这样就弥补了维生素A的不足。

2 玉米

脂溶性维生素中维生素E较多，约为20毫克/千克。黄玉米含较多的胡萝卜素，维生素D和K几乎没有。水溶性维生素中含硫胺素较多，核黄素和烟酸的含量较少，且烟酸是以结合型存在。

3 菠菜

菠菜有"营养模范生"之称，它富含类胡萝卜素、维生素C、维生素K、矿物质（钙、铁等）、辅酶Q10等多种营养素。可以经常用来烧汤、凉拌、单炒、配荤菜合炒或垫盘。

4 绿豆

绿豆除含有蛋白质、碳水化合物等外，还含有胡萝卜素，维生素B_1、B_2，维生素E和烟酸及多种矿物质，有降血脂、降胆固醇、抗过敏、抗菌、抗肿瘤、增强食欲、保肝护肾的作用。

5 花生

花生果实含有蛋白质、脂肪、糖类、维生素A、维生素B_6、维生素E、维生素K，以及矿物质钙、磷、铁等营养成分，含有8种人体所需的氨基酸及不饱和脂肪酸，含卵磷脂、胆碱、胡萝卜素、粗纤维等物质，有促进人的脑细胞发育、增强记忆力的作用。

6 橙子

橙子被称为"疗疾佳果"，含丰富的维生素C，能增加机体抵抗力，增加毛细血管弹性，降低血液中的胆固醇。同时橙子还含有钙、磷、钾、β-胡萝卜素、柠檬酸、橙皮甙以及醛、醇、烯等物质。

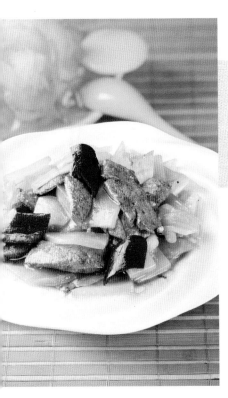

莴笋炒猪肝

◎ **原料：** 莴笋 200 克，猪肝 100 克，红椒 15 克，姜片、蒜末、葱白各少许。

◎ **调料：** 料酒 7 毫升，生抽 3 毫升，水淀粉 4 毫升，盐 3 克，鸡粉 2 克，食用油少许。

◎ **做法：**

1. 莴笋去皮洗净切片，红椒切块，猪肝洗净切片。

2. 猪肝腌渍入味，莴笋和红椒余水后备用。

3. 用油起锅，加姜、蒜和葱白爆香，放入猪肝炒匀。再加料酒、莴笋和红椒略炒后，放生抽、盐和鸡粉调味。

4. 加入适量水淀粉，炒入味，盛出即可。

 Tips: 猪肝富含铁和维生素 A、B_2、C，可维持正常生长和生殖机能，还能保护眼睛、维持健康的肤色，对宝宝很有益处。

水果什锦沙拉

◎ **原料：** 哈密瓜 150 克，西瓜瓤 100 克，猕猴桃 50 克，青苹果 40 克，芒果 35 克，香蕉 30 克，草莓 30 克，黑布林 150 克，沙拉酱 20 克。

◎ **做法：**

1. 西瓜瓤切小块，香蕉肉切块，草莓去蒂切小块，青苹果和芒果去皮去核切小块，黑布林去核切小块，猕猴桃、哈密瓜均去皮切块。

2. 将切好的水果装入碗中，加入适量沙拉酱。

3. 用筷子搅拌约 1 分钟，把拌好的食材装盘。

4. 再倒入少许沙拉酱即可。

 Tips: 水果中的维生素非常丰富，给宝宝食用可补充维生素 A、B_1、B_2、B_6、C、E 等，有助于代谢和改善肠道微环境。

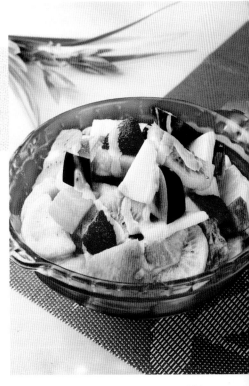

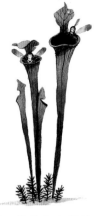

Basic 08 营养不足导致记忆力差

记忆力是识记、保持、再认识和重现客观事物所反映的内容和经验的能力。

记忆力差的原因

营养不足。饮食缺乏磷脂和维生素 B 族等利于记忆的食物，如鱼类、蔬菜和水果等。

压力过大。严重的情绪危机和压力不但会对记忆造成影响，甚至还会导致身心失衡，让人感觉很压抑，使精神生活笼罩在一片阴影中。

睡眠质量差。睡眠可以消除大脑疲劳，制造大脑需要的含氧化合物，为觉醒后的思维和记忆做好充分的准备。熬夜会损害记忆，缺少睡眠会出现疲劳、头昏脑涨、眼花心慌等，导致警觉性差、情绪不佳，影响记忆力。

提高记忆力的方法

一方面是吃。吃也可以提高记忆力。一些富含磷脂的食物可以补充大脑记忆所需，比如鱼头，核桃、花生等植物的籽或核，还有蜂花粉、蜂王浆等保健品也有一些奇特功效。但对于保健品，儿童还是尽量少吃些。

另一方面是练。好的记忆力都是练出来的，包括世界级的记忆大师也都是靠后天训练培养出来。父母可通过以下的方法来提高孩子的记忆力。

1 为孩子提供形象、鲜明、生动、富有浓厚情绪色彩的识记材料，尽力为孩子配以生动活泼的游戏等。凡是直观形象又有趣味、能引起儿童强烈情绪体验的事和物，大多数都能使他们自然而然地记住。

2 常向孩子提出具体、明确的记忆任务，对记忆结果给予正确评价，激发他有意识记忆的积极性。有意识地记忆是儿童记忆发展过程中最重要的质变。

3 帮助儿童理解识记的材料，提高幼儿意义识记的水平和认识能力。幼儿时期，虽然机械识记多于意义识记，但效果却比机械识记的好。

4 运用多种感觉器官进行记忆，能提高儿童记忆的效果。如可以采用协同记忆的方法，即在儿童识记时，让多种感觉器官参与活动，在大脑中建立多方面联系。

5 在引导孩子识记时，一定的重复和复习非常必要，这不仅是提高儿童记忆效果的重要措施，也是巩固记忆、提高记忆能力的最佳方法。

多吃 八 大增强记忆力的食物

合理饮食可以帮助孩子增强记忆力，虽然食物只是起辅助作用，但是给孩子的小脑袋提供发育需要的营养，孩子的大脑发育健全了，才能更好地增强记忆力。

1 大豆

大豆富含卵磷脂和蛋白质，每天食用大豆或豆制品，可增强记忆力。

2 木耳

木耳含有蛋白质、脂肪、矿物质、维生素等多种营养成分，为补脑佳品。

3 海鱼

海鱼可以向大脑提供优质的蛋白质和钙。海鱼所含的脂肪酸多为不饱和脂肪酸，不会引起血管硬化，对脑动脉血管无危害，相反，还能保护脑血管、对大脑活动有促进作用。

4 蛋黄

大脑的活动功能、记忆力强弱与乙酰胆碱含量密切相关。蛋黄中丰富的卵磷脂被酶分解，可产生丰富的乙酰胆碱。每天吃一两个鸡蛋就可以供给足够的乙酰胆碱，对保护大脑、增强记忆力大有好处。

5 小米

小米中所含的维生素 B_1 和 B_2 分别高于大米 1.5 倍和 1 倍，其蛋白质中含较多的色氨酸和蛋氨酸。平时常吃小米粥有益于大脑的保健。

6 牛奶

牛奶富含蛋白质和钙，可提供大脑所需的各种氨基酸，每天饮用可增强大脑活力。

7 菠萝

菠萝含有很多维生素 C 和微量元素锰，而且热量小，常吃有生津、提神的作用，有人称它是能够提高记忆力的水果。

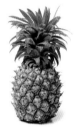

8 菠菜

菠菜中含有丰富的维生素 A、C 和维生素 B_1、B_2，是脑细胞代谢的"最佳供给者"之一。此外，菠菜还含有大量叶绿素，具有健脑益智的作用。

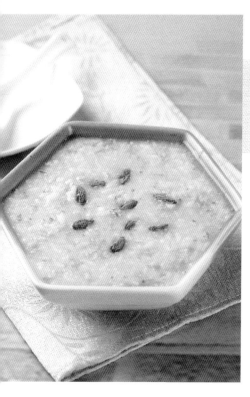

果仁燕麦粥

◎ 原料：水发大米 120 克，燕麦 85 克，核桃仁、巴旦木仁各 35 克，腰果、葡萄干各 20 克。

◎ 做法：

1. 把干果放入榨汁机干磨杯中，选择"干磨"功能，把干果磨成粉末状，倒出待用。
2. 砂锅注水烧开，倒入大米和燕麦，搅拌均匀。
3. 盖上盖，用小火煮 30 分钟至食材熟透。再倒入干果粉末和部分洗好的葡萄干，略煮片刻。
4. 把煮好的粥盛出，装入汤碗中，撒上剩余的葡萄干即可。

Tips: 本品可改善脑部血液循环，并含有大量不饱和脂肪酸，能有效改善记忆力。

鹌鹑蛋龙须面

◎ 原料：龙须面 120 克，熟鹌鹑蛋 75 克，海米 10 克，生菜叶 30 克。

◎ 调料：盐 2 克，食用油适量。

◎ 做法：

1. 洗净的生菜叶切碎备用。
2. 砂锅注水烧开，淋入食用油，撒上海米略煮。
3. 放入折断的龙须面，煮至软。加盖用中火煮约 3 分钟，至其熟透。然后加少许盐和熟鹌鹑蛋，煮至汤汁沸腾。
4. 放入生菜，拌煮至断生，盛出即可。

Tips: 鹌鹑蛋的磷脂含量比同等量的鸡蛋高，在面条中加入鹌鹑蛋和海米，可为儿童补充蛋白质及钙，有助于智力的发育和记忆力的提高。

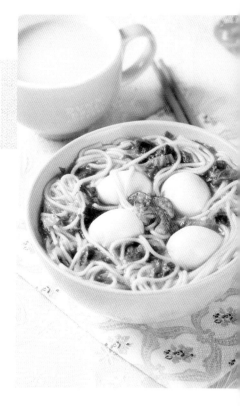

Basic 09 维生素 C 缺乏导致坏血病

坏血病是一种因缺乏维生素 C 所引起的疾病，所以也叫维生素 C 缺乏症。

儿童患坏血病的症状

主要表现：下肢肿胀、肢体弯曲有疼痛感、骨骼损害等。

一般坏血病症状在缺乏维生素 C 三个月以上才会出现，常见的只是轻度维生素 C 缺乏，表现为消化不良、烦躁不安、面色苍白、生长迟缓等，继而身体有些部位会出现程度不同的出血点、牙龈肿胀出血等，应立即前往医院具体检查。

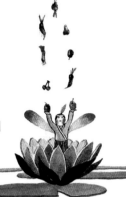

患坏血病的原因

1

主要是膳食长期缺乏水果、新鲜蔬菜所致。

2

现代社会，婴儿比成年人更可能患此病。母乳中所含维生素 C 一般可满足婴幼儿的需要，若母亲长期不吃蔬果，则会导致乳汁中维生素 C 缺乏，进而导致婴儿患此病。

3

婴儿患急性和慢性疾病都会使机体增加对维生素 C 的需要量，腹泻和痢疾则影响吸收，需要量也增加。早产婴儿由于生长速度较快，需要量也比正常婴儿多。若不及时补充维生素 C，易患此病。

饮食指导

1 多吃富含维生素 C 的蔬菜、水果。

2 烹饪食材时，不可高温烹煮，否则会破坏食材中的维生素 C。煮牛奶也不应该长时间煮沸，会将维生素 C 全部破坏。

3 新炒的菜要及时食用，存放 20 分钟至 1 小时，维生素 C 损失率达 73%~75%。菜品尽量不要回锅加热，回锅加热也会破坏其中的维生素 C。

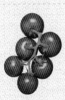

多吃 六 大补充维生素 C 的食物

维生素 C 的主要来源是蔬菜和水果，如青菜、菠菜、青椒等深绿色蔬菜，以及橘子、柚子、柠檬等水果，维生素 C 含量较高。野生的猕猴桃、沙棘、酸枣等含量尤其丰富。

1 酸枣

新鲜酸枣含大量的维生素 C，其含量是红枣的 2~3 倍、柑橘的 20~30 倍，在人体中的利用率可达到 86.3%，是所有水果中的佼佼者。常喝酸枣汁可益气健脾，能改善面色不荣、皮肤干燥、形体消瘦、面目浮肿等症状。

2 猕猴桃

猕猴桃是一种营养价值丰富的水果，具有多重功效，平均每 500 克红心猕猴桃的维生素 C 含量高达 95.7 毫克，被人们称为"果中之王"。由于富含维生素 C、E，猕猴桃对预防口腔溃疡有天然的疗效。

3 豌豆苗

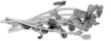

豌豆苗富含钙质、维生素 B 族、维生素 C 和胡萝卜素，有利尿、止泻、消肿、止痛和助消化等作用。

4 青椒

青椒果肉厚而脆嫩，维生素 C 含量丰富。青椒含水分 93.9% 左右、碳水化合物约 3.8%，每 100 克青椒含维生素 C 最高可达 460 毫克。

5 红薯

薯类食品中，尤以红薯最具营养价值，每 100 克含维生素 C 30 毫克，远超苹果、葡萄等。同时，薯类食品的好处在于不论煮、炸、烤等，均不会损伤其中的维生素 C，因为所含的维生素 C 为"结合型维生素 C"，其特性为煎炒烹炸仍能保持原来的含量。

6 西蓝花

烹制后的西蓝花含有维生素 C、叶酸、维生素 A 等，对久病体虚、耳鸣健忘、脾胃虚弱等有很好的疗效。缺乏维生素 K 的儿童皮肤轻微碰撞也容易青紫，多吃西蓝花可以补充维生素 K，减轻此状况。

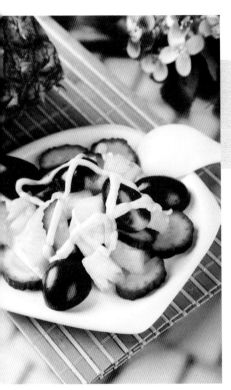

菠萝黄瓜沙拉

◎ **原料：** 菠萝肉 100 克，圣女果 45 克，黄瓜 80 克。

◎ **调料：** 沙拉酱适量。

◎ **做法：**

1. 黄瓜洗净切薄片，圣女果洗好对半切开，备好的菠萝肉切小块。

2. 取一大碗，倒入黄瓜片，放入切好的圣女果。

3. 撒上菠萝块，快速搅匀，使食材混合均匀。

4. 另取一盘，盛入拌好的材料，摆好盘。

5. 最后挤上少许沙拉酱即可。

 Tips: 菠萝和黄瓜富含维生素 C，还含有各种维生素、钾、钙、磷等营养物质，可清热解暑，适合儿童夏日食用。

红薯玉米粥

◎ **原料：** 玉米碎 120 克，红薯 80 克。

◎ **做法：**

1. 红薯洗净去皮切成粒备用。

2. 砂锅中注水烧开，倒入玉米碎和切好的红薯拌匀。

3. 加盖用小火煮 20 分钟至食材熟透，搅拌均匀。

4. 关火后将煮好的粥盛出，装入碗中即可。

 Tips: 红薯富含膳食纤维，维生素 A、C，维生素 B 族及各种矿物质。搭配营养丰富的玉米，对补充维生素 C、促进消化和增强孩子抵抗力都有很好的功效。

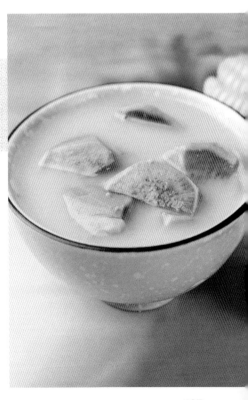

Basic 10　免疫力低下易患病

　　免疫力就是人体对各种疾病的抵抗力，这些抵抗力来自免疫系统，如白细胞、巨噬细胞等。免疫系统能力越强，受疾病侵袭的概率就越低。

免疫力低下的表现

　　最直接的表现就是容易生病，常患感冒、扁桃体炎、腹泻等病。由于经常患病，加重机体的消耗，一般有体质虚弱、营养不良、精神萎靡、疲乏无力、食欲降低、睡眠障碍等表现。生病需长时间恢复，且常常反复发作。

儿童免疫力低下的原因

1 先天营养不良或日常饮食不均衡导致营养不良，生长发育缺少必要的维生素等营养物质。

2 日常作息习惯不好。孩子不爱运动，抵抗寒冷的能力下降，易感冒。睡眠不足、不爱刷牙等不良生活习惯也会导致孩子免疫力下降。

饮食指导

　　注意加强孩子营养。在日常饮食中，要注意营养搭配，不仅要荤素搭配好，还要选择营养丰富、易消化的食物，如鱼、虾、新鲜蔬菜、肉类以及豆制品。在保证孩子一日三餐营养均衡的同时，加一些如牛奶、水果等额外餐。

生活指南

1 增加孩子的运动量，多出门锻炼身体，提高身体免疫力。

2 培养孩子的卫生习惯，勤洗手等，可以防止拉肚子等疾病。

3 随时根据天气变化给孩子增减衣服，同时培养孩子养成良好的睡眠习惯，保证充足的睡眠。给孩子适当减压，为其创造一个轻松自由的成长环境。

多吃 七 大增强免疫力的食物

儿童增强免疫力，补充营养非常重要。只有多吃有利于增强免疫力的食物，多多运动，才能有一个强健的身体，让疾病远离。

1 洋葱

洋葱是热性食物，对改善体质有良好的作用。洋葱中含有植物杀菌素如大蒜素等，具有很强的杀菌能力，能增强人体免疫力，有效抵御流感病毒、预防感冒。洋葱还富含维生素C，可以降低毛细血管通透性，阻止病毒进入人体组织，保护机体器官。

2 山药

鲜山药富含多种维生素、氨基酸和矿物质等营养成分，可以防止人体脂质代谢异常，维护胰岛素正常，增强免疫力。

3 山楂

具有助消化、保护心血管、降低血脂血压、抗菌、减肥、抗肿瘤、清除自由基、增强免疫力等作用。

4 香菇

香菇含有香菇多糖，可以滋养免疫系统，增强人体免疫力。香菇中还含有一种抗病毒的干扰素诱发剂，能提高人体抗病能力，可预防流行性感冒等症。

5 黄豆芽

黄豆芽含有丰富的维生素C，儿童适量食用，能强健身体，提高身体的免疫功能。

6 莲藕

莲藕有消瘀清热、除烦解渴、健脾开胃的功效，经常食用能补五脏、消食、生津、增强免疫力。

7 西红柿

西红柿中含有的维生素B族可以作为人体内酶系统的辅助成分，参与广泛的生化反应，促进新陈代谢，提高机体免疫力。

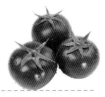

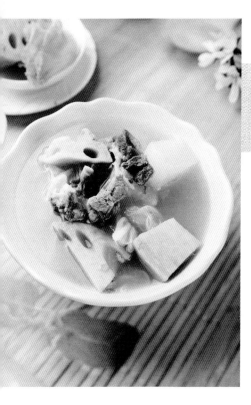

莲藕萝卜排骨汤

◎ **原料：** 排骨段 270 克，白萝卜 160 克，莲藕 200 克，白菜叶 60 克，姜片、盐各少许。

◎ **做法：**

1. 莲藕洗净去皮切滚刀块，白菜叶洗好切段，白萝卜洗净去皮切小方块。

2. 锅中注水烧开，倒入排骨段，汆去血水，捞出。

3. 砂锅注水烧开，加入姜片和排骨，加盖烧开后用小火煮至排骨熟软。再倒入莲藕、白萝卜，加盖用中火煮约 30 分钟。

4. 放入白菜和盐，加盖中火煮约 10 分钟入味即可。

 Tips: 本品有滋阴清热、除烦解渴、健脾开胃的功效，有助于增强免疫功能，促进儿童健康成长。

胡萝卜炒口蘑

◎ **原料：** 胡萝卜 120 克，口蘑 100 克，姜片、蒜末、葱段各少许。

◎ **调料：** 盐、鸡粉各 2 克，料酒 3 毫升，生抽 4 毫升，水淀粉、食用油各适量。

◎ **做法：**

1. 口蘑洗净切片，胡萝卜洗净去皮切片。

2. 锅中注水烧开，放入盐、食用油，然后陆续放入胡萝卜和口蘑煮至断生，捞出沥干备用。

3. 用油起锅，放入姜片、蒜末和葱段爆香，倒入焯煮过的食材，略炒，淋入料酒和生抽炒透。转小火，加盐、鸡粉调味，再倒入水淀粉，快速炒匀即可。

Tips: 口蘑含硒、氨基酸和多种抗病毒成分，对由病毒引起的疾病有很好的食疗效果。身体虚弱的儿童常食可强壮身体。

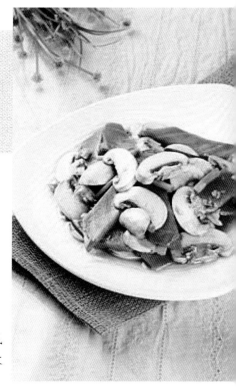

Basic 11 营养过剩导致儿童性早熟、长不高

性早熟是儿科内分泌系统的常见发育异常，是指女童在8岁前、男童在9岁前呈现第二性征发育的异常性疾病。近几年来，随着社会的发展、生活条件的改善，儿童性早熟的发病率明显呈上升趋势，已居于儿童内分泌疾病发病率的第二位，仅次于儿童肥胖症。

儿童性早熟的表现

儿童性早熟表现为女童8岁前、男童9岁前第二性征提前出现，身高线性生长加速。如果发现孩子一年中身高增长超过7厘米，或是出现头晕、呕吐、视力改变等情况，应该去医院检查，确定是否真的是性早熟。

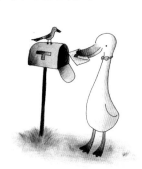

儿童性早熟的原因

1 饮食不当是性早熟最主要的原因。大部分情况是家长为孩子过度补充营养及孩子偏食导致营养过剩，引发性早熟。

2 一些洗涤剂、农药和工业排放物质及其分解物，可产生激素污染物，若被儿童过多摄取，会引起生殖器官和骨骼发育异常，诱发儿童性早熟。

3 调查显示，性早熟患儿常食用人工饲养的鸡、鸭、黄鳝等肉类，这些食物中含有雌激素、促生长激素，还有各种抗生素、食品添加剂、用于催熟蔬果的各种催熟剂等，会不同程度地造成儿童性早熟。

性早熟的危害

❌ 危害1

特发性性早熟儿童受体内性激素影响，体格增长过早加速，骨骺融合提前，生长期缩短，致使最终的成人身高低于正常青春期发育的同龄正常儿童身高。

❌ 危害2

过早的性征出现和发育会导致未成熟孩子心理障碍，造成自卑、自闭心理，也给生活带来诸多不便，严重时会影响学习。

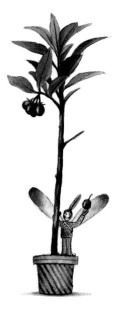

1 日常饮食中，科学地控制孩子的饮食结构，不要过多地食用禽肉、油炸类食品。豆类制品因含一定量的大豆异黄酮，也不鼓励多吃。可乐等碳酸饮料尽量不喝。

2 少让孩子吃来源不明的泥鳅、鳝鱼以及用催熟剂加工的水果等。注意荤素搭配，让孩子清淡饮食，多吃蔬菜、水果和粗粮，补充维生素 B 族和矿物质。

3 没有保健医生的指导，不要让孩子过多地吃大补类食品，如蜂王浆、人参、桂圆干、荔枝干等，也不要多喝牛初乳。

生活指南

1 加强体育锻炼，每天半小时以上，以跑步、跳绳为主。运动循序渐进，逐渐增加运动量和运动强度并持之以恒。下肢的锻炼能刺激长骨骨骺生长板的细胞分裂增殖，促进长高。

2 日常接触网络、看电视有所选择。一些成人感情会刺激孩子的下丘脑垂体性腺轴，使体内性激素旺盛，出现早熟现象。应该多让孩子去户外接触大自然。

3 保证充足的睡眠，每晚应有 8 小时高质量的睡眠，以保证垂体在夜间能分泌足量的生长激素，这对长高有十分重要的促进作用。最好 10 点前睡觉，太晚睡会影响生长激素的分泌。

4 定期测量身高，注意观察儿童的生长情况。

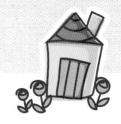

少吃四种可导致性早熟的食物

儿童性早熟主要是由于饮食不当，过多地食用一些滋补类、富含激素和油炸类食品。下面就列举一些滋补类和油炸类食品，在日常饮食中，父母尽量少让儿童吃。

1 动物类食品

过多食用动物类食品，不仅易造成肥胖症，也因此摄入了过多的动物饲料中的添加剂，这成为儿童性早熟的诱因之一。市场上出售的家禽，很多是用添加了快速生长剂的饲料喂养的，这可能是导致儿童性早熟逐年增多的最常见原因。很多家长喜欢给孩子吃老母鸡汤、老鸭汤，殊不知内脏中的激素物质在熬汤的过程中慢慢析出；污染加剧导致污染物进入动物体内，沉积在骨髓中，过多食用骨头汤，会引起铅中毒和性早熟。人体细胞也分泌少量雌激素，肥胖儿童性早熟明显高于正常儿童。

2 反季节蔬菜、水果

冬季的草莓、葡萄、西瓜、西红柿等，春末提前上市的梨、苹果、橙和桃，大部分都是在催熟剂的帮助下才反季节或提早成熟，一定要避免给 10 岁以下孩子食用。过于鲜艳的水果，常常是催熟剂诱发造成的，也应注意避免。新鲜荔枝、桂圆等食物，由于自身含有一定的类似人类雌激素的物质，过量食用也有可能导致性早熟。

3 可入药的大补类食品

小孩子都怕吃药，哪怕是补药。许多家长会将雪蛤、冬虫夏草、人参、西洋参等药材变成餐桌上的汤水，让孩子在用餐的过程中服用。中医指出，像雪蛤、冬虫夏草、人参、桂圆干、荔枝干、沙参等大补类的药膳，容易改变孩子正常的内分泌环境，诱发性早熟。

4 油炸类食品

随着越来越多的洋快餐出现，其鲜艳的色彩、诱人的香味让孩子着迷。一些挑食的孩子迷上了炸鸡、炸薯条和炸薯片等，这些食物过高的热量会在儿童体内转变为多余的脂肪，引发内分泌紊乱，也易引发性早熟。每周光顾洋快餐两次以上，并经常食用油炸类食品的儿童，性早熟的可能性是普通儿童的 2.5 倍。

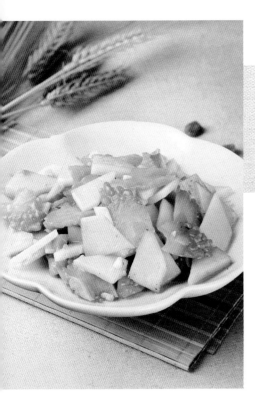

山药炒苦瓜

◎ **原料：** 山药 100 克，苦瓜 100 克，姜片、蒜末、葱白各少许。

◎ **调料：** 盐 2 克，鸡粉 2 克，蚝油 5 克，白醋 10 毫升，食用油适量。

◎ **做法：**

1. 苦瓜洗好切片，山药去皮洗净切成片。

2. 锅中注水烧开，加入白醋和山药，煮熟捞出，备用。

3. 再放入苦瓜和食用油，烫去部分苦味，捞出备用。

4. 锅中注油烧热，下蒜末、姜片、葱白爆香，倒入苦瓜和山药，略炒，再加盐、鸡粉、蚝油调味即可。

 Tips: 中医认为，儿童性早熟属于"肾阴虚，火旺"。本品滋阴降火，可治疗儿童性早熟。

芡实莲子粥

◎ **原料：** 水发大米 120 克，水发莲子 75 克，水发芡实 90 克。

◎ **做法：**

1. 砂锅中注入清水烧开，倒入备好的芡实、莲子，搅拌一会儿。

2. 盖上锅盖，烧开后用中火煮约 10 分钟至其熟软。

3. 倒入洗净的大米，搅拌片刻。

4. 盖上锅盖，用中火煮约 30 分钟，至食材完全熟软。

5. 继续搅拌片刻，盛出装碗即可。

 Tips: 性早熟属阴虚火旺，本品有利于治疗儿童性早熟。

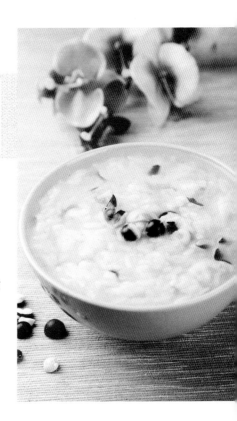

Basic 12 营养过剩导致肥胖症

儿童肥胖是由于食欲旺盛，能量摄入长期超过生长发育所需，导致体内脂肪过度积聚，体重超过一定范围的营养性障碍性疾病。

儿童肥胖症的表现

体重超过按身高计算的平均标准体重 20%，或超过按年龄计算的平均标准体重加上两个标准差以上时，即为肥胖症。患儿食欲极好，喜食油腻的食物、甜食，懒于活动，皮下脂肪丰厚、分布均匀，面颊、乳房、腹壁脂肪积聚明显。

儿童肥胖症的原因

儿童肥胖症的原因排除遗传和缺乏运动，就是营养过剩、长期摄入能量过多。一般儿童爱吃油腻的食物、甜食，加上父母常给孩子补充营养，易导致儿童肥胖。

儿童肥胖症高发时期

单纯性肥胖的原因比较复杂，有遗传的影响，有环境因素的作用，还与个人体质特点有关。这些因素相互交错，难以划分各自的明显界线。值得注意的是，儿童肥胖有两个高发期：

1

婴儿期（1 岁以内的孩子）

在婴儿期，孩子活动范围小，吃的食物又营养丰富，加上有的家长给孩子进食不予控制，孩子一哭就给他吃东西，易出现肥胖。在婴儿期肥胖的孩子，到二三岁后肥胖现象可能会改善，但有一部分则一直维持到成年。

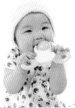

2

学龄初期（6~8 岁儿童）

中度以上单纯性肥胖的学龄儿童，开始发胖的年龄多在 7 岁左右。这个时期的儿童，就餐常不够规律，且有进食过快的习惯。有学者认为，进食过快与肥胖有关。另外，学龄初期的儿童多注重吃主食，而且吃得多，对蔬菜则往往忽视，其结果是使体内多余的热量转化为脂肪，导致肥胖。

儿童肥胖症的危害

长期肥胖的小儿会发生高脂血症，进而导致动脉硬化、高血压、冠心病、脂肪肝、糖尿病等多种儿童成人病。严重肥胖者可出现肥胖通气不良综合征；偶见极度肥胖儿的体重高达标准体重的4~5倍，由于脂肪过多，限制胸廓和膈肌的动作，致呼吸浅快，肺泡换气量减低，形成低氧血症，并发红细胞增多症，出现紫绀、心脏增大及充血性心力衰竭，称为疋氏（Pickweckian）综合征，可导致死亡。

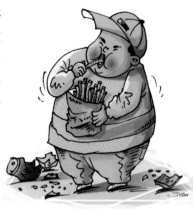

饮食指导

1 不能让孩子偏食、过食，少给孩子吃高糖、高脂肪等高能量食品。

2 每天总能量不宜少于约5023千焦（1200千卡）。应根据个人的具体情况，按肥胖症营养配餐方案计算每日总能量和蛋白质、脂肪、糖类、矿物质、维生素的摄取量。

3 必要时可采取节食治疗方案。

生活指南

1 培养孩子对运动的兴趣，同时选择多样运动进行，如慢跑、乒乓球、体操等，每天1小时左右，可以适当增加时间，但要避免剧烈运动。

2 控制孩子看电视和玩电子游戏的时间，并减轻孩子学业负担，减少孩子的压力。

3 不必对孩子的肥胖过分忧虑。对其饮食习惯过多指责和干预，可能会导致孩子的精神紧张焦虑，甚至产生对抗心理，反而不利于治疗。

多吃 六 大健康瘦身食物

肥胖的原因很多，解决的方法主要是靠运动和饮食节制。多吃低脂、高纤维、高果胶等有助于减肥的食物，主要是多吃粗粮和蔬菜、水果等。

1 酸奶

酸奶中除保留了鲜奶的全部营养成分外，发酵过程中乳酸菌还产生多种维生素，因此富含蛋白质类小分子，能够有效清除人体内的甘油三酯和胆固醇，进而降低血脂、预防动脉硬化，是肥胖儿童的理想乳制品。

2 黄瓜

黄瓜含有的丙醇二酸，可抑制人体内糖类物质转变为脂肪，对有肥胖症的儿童来说有很好的减肥功效。

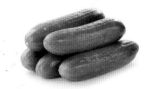

3 冬瓜

冬瓜热量低，含有的维生素 B_1 可促进体内淀粉、糖转化为热能，从而达到健胃的功效，适合肥胖症小儿食用。

4 苹果

苹果中含有丰富的碳水化合物、维生素和微量元素，还含有多酚及黄酮类天然化学抗氧化物质和大量的粗纤维，具有阻止胆酸被重新吸收、调节血压、降低胆固醇的作用，还可使体内的脂肪分解，达到减肥效果。

5 小米

小米含有丰富的不饱和脂肪酸，为大米的8倍，有利于体内脂肪代谢。小米中膳食纤维含量也颇高，是大米的4倍，可以减少饱和脂肪的吸收，肥胖儿童可以用小米替代大米作为主食。

6 芹菜

芹菜含有纤维素，对肠道净化有好处，可以帮助降低血脂，适合肥胖儿童食用。

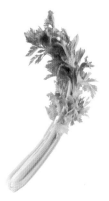

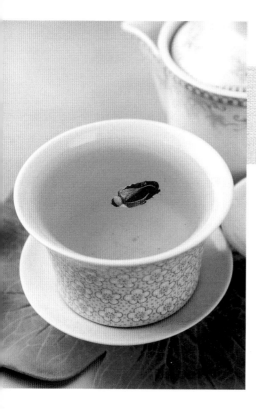

荷叶茶

◎ 原料：干荷叶 5 克。
◎ 调料：冰糖 20 克。

◎ 做法：
1. 砂锅中注入适量清水烧开。
2. 加入洗净的干荷叶，加盖煮沸后用小火煮约 15 分钟，至其析出有效成分。
3. 放入备好的冰糖，搅拌均匀，再用大火略煮片刻，至冰糖完全溶化。
4. 盛出煮好的荷叶茶，滤取茶汁，装茶杯中即成。

 Tips: 荷叶可消食积，醒胃化浊，降胆固醇、脂等，适用于痰浊内阻，适合肥胖儿童饮用

扁豆薏米冬瓜粥

◎ 原料：水发大米 200 克，水发白扁豆 80 克，水发薏米 100 克，冬瓜 50 克，葱花少许。
◎ 调料：盐 2 克，鸡粉 3 克。

◎ 做法：
1. 冬瓜洗净去皮切小块。
2. 砂锅注水，倒入扁豆、薏米、大米。
3. 加盖，大火煮开后转小火煮 1 小时，至食材熟透。
4. 放入冬瓜，加盖续煮 15 分钟。放入盐、鸡粉，拌匀调味。
5. 关火后盛出煮好的粥，装入碗中，撒上葱花即可。

Tips: 本品清热解毒、利水消肿，适合小儿肥胖症患者。

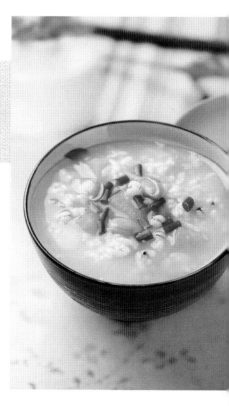

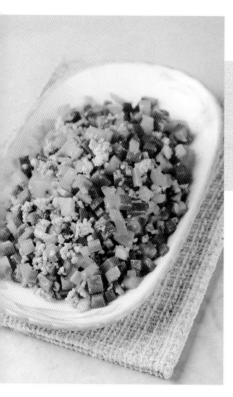

肉末西芹炒胡萝卜

◎ **原料：** 西芹 160 克，胡萝卜 120 克，肉末 65 克。

◎ **调料：** 料酒 4 毫升，盐、鸡粉各 2 克，水淀粉 4 毫升，食用油适量。

◎ **做法：**

1. 西芹洗净切粒，胡萝卜洗净去皮切粒。

2. 锅中注水烧开，倒入胡萝卜，煮至断生捞出。

3. 用油起锅，倒入肉末，翻炒至变色。加料酒和西芹，炒匀。再放入胡萝卜，翻炒至变软。

4. 加入盐、鸡粉、水淀粉，炒至食材入味即可。

 Tips: 本品有清肠通便、降低血脂的作用，适合肥胖症患儿食用。

黑木耳腐竹拌黄瓜

◎ **原料：** 水发黑木耳 40 克，水发腐竹 80 克，黄瓜 100 克，彩椒 50 克，蒜末少许。

◎ **调料：** 盐 3 克，鸡粉少许，生抽 4 毫升，陈醋 4 毫升，芝麻油 2 毫升，食用油适量。

◎ **做法：**

1. 腐竹泡发好切段，彩椒、木耳切块，黄瓜切片。

2. 锅中注水烧开，放盐、食用油、木耳和腐竹，煮沸。再加彩椒、黄瓜，煮片刻，捞出沥干。

3. 碗中放入食材，加蒜末、盐、鸡粉，淋入生抽、陈醋、芝麻油。拌匀至入味，装入盘中即可。

Tips: 本品有清热解毒、促进消化的作用，对肥胖儿童有很好的减肥功效。

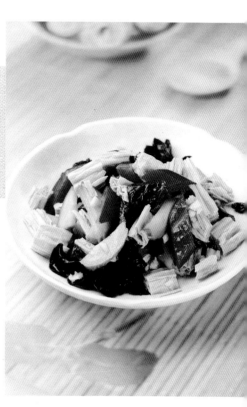

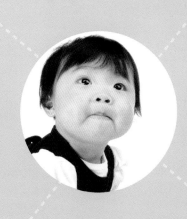

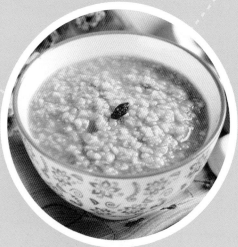

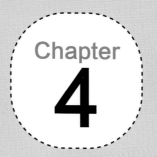

Chapter

4

饮食与营养对策，
防治儿童常见病症

　　宝宝出生后，从母体获得的抗体逐渐消耗殆
尽，而自身的免疫功能还没有发育完善，产生的
抗体不足，或者由于必需的微量元素失调、贫血、
佝偻病等，导致免疫球蛋白和抵抗能力处于低水
平，是一生中免疫力最低的时期之一。这也是儿
童多病的直接原因。

　　生病后除了吃药，日常护理和饮食也非常关
键。本章将提供饮食和营养对策，防治 14 种常见
儿童病症。

Basic 01 厌食

厌食是一种以儿童长期厌恶进食、食量减少为主要表现的疾病，在小儿期间很常见。

症状说明

主要症状：呕吐、食欲减退、腹泻、便秘、腹胀、腹痛和便血等。长期如此，孩子会出现面色萎黄、形体消瘦的情况。厌食这些症状常伴随其他系统疾病出现，尤其多见于中枢神经系统疾病及多种感染疾病。

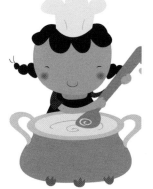

厌食原因

孩子厌食受多种因素影响，除了受全身性疾病的影响，因喂养不当而导致小儿厌食在当前是最为突出的原因。

1. 一些家长不懂饮食搭配，导致孩子饮食缺锌，锌缺乏会影响味蕾的功能，使味觉功能减退，进而导致食欲降低，造成厌食。

2. 还有一些家长为孩子胡乱补充营养，这些高蛋白、高糖的营养品对儿童较弱的肠胃来说压力太大，消化不了，反而积滞内伤，导致儿童食欲下降。

3. 父母缺乏正确的教育，导致儿童自身饮食不规律，吃饭不定时，饭前吃零食，大量饮用冷饮，直接影响食欲，勉强进食后就会产生厌食心理。

4. 疾病影响导致食欲不振。

厌食的危害

儿童厌食，如果不及时调整，会导致发育迟缓、体质下降，严重者可导致营养不良、贫血、佝偻病及免疫力低下等，出现反复呼吸道感染，对儿童生长发育和智力发育也有不同程度的影响。

厌食是常见的儿童问题，不是一两日就养成的，而是在成长过程中受到环境、饮食和父母教育的影响造成的。想要改变也需要多管齐下，不仅要在饮食上加以改进，还要配合运动、生活习惯的改变，孩子厌食的状况才会好转。

日常护理

1 创造愉快的进食环境。吃饭要有固定的地方，让孩子集中注意力，自己吃饭，父母要和蔼耐心地教导、劝说孩子进食。

2 加强体育锻炼。适当增加孩子的活动量，促使胃肠蠕动加快，消化液分泌旺盛，食欲增加，增加胃肠道消化和吸收功能。

3 创造好的吃饭氛围，要使孩子在愉快的心情下进食。即使孩子有几次进食不好，也不要着急，更不要威胁恐吓，也不要乞求孩子进食。

饮食指导

1 多种食物搭配

遵循营养均衡原则，多吃富含锌、铁、铜、碘等微量元素的食物。父母可用多种食物来代替主食，也可和色彩鲜明的食物搭配，提高小儿食欲。

2 合理喂养

4个月内的婴儿最好母乳喂养，之后再按照顺序合理添加辅食，切勿操之过急。

3 饮食清淡、柔软，易于消化且富有营养

具有健脾作用的食品有胡萝卜、白术等，还可多食山楂、白萝卜、麦芽粥、豆浆、瘦肉汤等。

4 忌食生冷、油腻食物

厌食儿童忌食生冷、油腻的食物，香辣、辛辣以及煎炸食品也要忌食。

5 饭前半小时禁食

饭前半小时不宜给孩子吃任何东西，即使是一块饼干，就连开水也少喝或不喝，以免抑制食欲和冲淡胃酸。

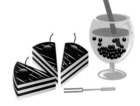

食物宜忌

厌食儿童的饮食应该清淡、丰富又富有营养。

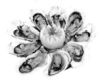 **牡蛎**

牡蛎含锌量很高，能补充儿童生长发育所需的锌元素，改善儿童因缺锌而出现的厌食、偏食症状。

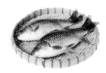 **鲫鱼**

鲫鱼所含的蛋白质优质、全面，易于消化吸收，常食可增强胃肠道蠕动，增进食欲。

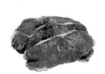 **牛肉**

牛肉所含的氨基酸组成非常接近人体的需要，健脾开胃，能提高人体抗病能力，可治儿童食欲不振、病后虚弱、四肢乏力。

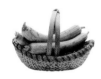 **丝瓜**

丝瓜营养丰富，有滋阴清热、健脾和胃的作用，有助于开胃消食、促进食欲，适用于儿童厌食患者。

 白菜

白菜含有丰富的粗纤维，可以起到润肠的作用，还有促进排毒的作用，可以刺激肠胃蠕动，消积化滞，改善儿童厌食。

 芥蓝

芥蓝含有大量膳食纤维，能加快肠胃蠕动，帮助消化，缓解腹胀、腹痛、便秘等小儿厌食症状。

 香蕉

香蕉中含有一种名为5-羟色胺的化学物质，可舒缓胃酸对胃黏膜的刺激，保护肠胃正常运转。

厌食的儿童应该少吃辛辣、刺激、油腻的食物，少喝冷饮等，否则会进一步加剧肠胃不适，降低食欲。

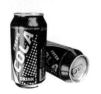

汽水

儿童的消化系统发育不完善，饮用汽水会稀释胃酸，刺激肠道血管收缩，导致血流量减少，使儿童食欲进一步降低，加重厌食情况。

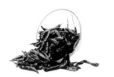

辣椒

辣椒属大热大辛的刺激性食物，会刺激儿童发育不完善的肠胃，进一步加重儿童厌食的状况。

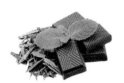

巧克力

巧克力是高热量食物，食用过多会影响其他营养物质的吸收，不利于改善儿童厌食症。

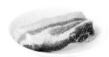

肥肉

肥肉油腻肥厚，脂肪含量很高，而且难以消化，食用后易产生饱腹感，从而影响儿童的进食量，不利于厌食症的好转。

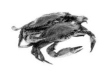

螃蟹

螃蟹是发物，也是寒性食物，经常食用容易造成肠胃不适，导致腹痛或腹泻，对小儿厌食患者不利。

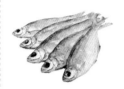

咸鱼

咸鱼类的腌制食品，味道偏咸，长期食用容易刺激肠胃，不利于促进食欲，对儿童厌食患者不利。

冷饮

冰淇淋、雪糕、冷饮等生冷食物，食用过多会影响肠胃功能的正常运转，造成食物消化能力下降，导致食欲下降，也会刺激脾胃，形成腹胀、腹痛的恶性循环。

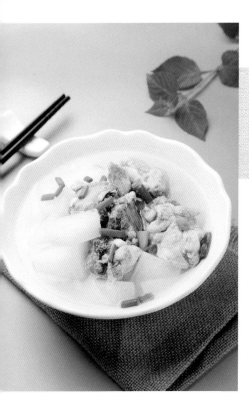

萝卜排骨浓汤

◎ **原料:** 白萝卜 100 克, 排骨 300 克, 葱花 3 克, 姜片 5 克。

◎ **调料:** 盐 2 克。

◎ **做法:**

1. 白萝卜洗净去皮切块。

2. 锅中煮水烧开, 放入排骨, 氽去血水后捞出。

3. 将排骨、白萝卜、姜片放入电饭锅, 加水至没过食材。

4. 将电饭锅功能调至"靓汤", 定时 1 小时。

5. 煮熟后, 放盐、葱花调味, 盛出即可。

 Tips: 本品消食理气, 健脾和胃, 适用于儿童厌食。

香菇酿肉丸

◎ **原料:** 牛肉末 100 克, 香菇 75 克, 枸杞、姜末、葱花各少许。

◎ **调料:** 盐、鸡粉各 3 克, 胡椒粉少许, 生粉 10 克, 生抽 4 毫升, 芝麻油、食用油各适量。

◎ **做法:**

1. 锅中注水烧开, 放入香菇焯煮, 捞出。

2. 肉末装入碗中, 加调料制成肉馅。

3. 在香菇背面抹生粉, 放肉馅捏紧, 撒上枸杞。

4. 蒸锅上火烧开, 放入香菇中火蒸 8 分钟至熟透。出锅后撒上葱花即可。

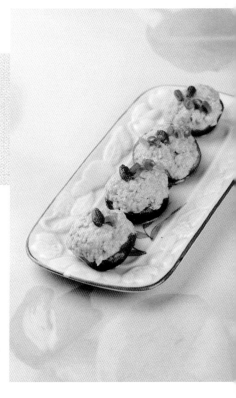

Tips: 香菇含 18 种氨基酸, 活性高、易吸收, 可增强食欲, 适合厌食儿童食用。

Basic 02 多汗

多汗指汗腺分泌量过多，无故流汗量大，甚至安静状态下大量流汗，可分为生理性多汗和病理性多汗。

症状说明

孩子安静坐着而无故出汗，运动则加重者为"自汗"；睡则出汗，醒来即止称为"盗汗"。排除其他外界因素，出汗部位先于头部和手脚，自颈部至肚脐、后背都有出汗。

多汗具体可分为面部多汗、手掌多汗、腋窝多汗、手足多汗、饮食性多汗、味觉性多汗、代偿性多汗和盗汗等。多汗症症状的出现与气候、季节及温度、情绪变化、运动等有关。多数患儿夏季症状较重，冬季相对有所缓和。

多汗的原因

1 生理性多汗

生理性多汗多见于天气炎热、室温过高、穿衣或盖被过多、婴儿于寒冷季节包裹过多、供热或产热过多（如快速进热食、剧烈运动等）。

2 病理性多汗

病理性多汗通常由疾病引起，如佝偻病、结核病、营养不良、贫血等均可引发。

多汗的危害

孩子常出虚汗，会导致记忆力下降、智力发育迟缓等问题。重型盗汗患儿，时间久了病情恶化，会向"脱症"发展，严重威胁健康与生命安全。

2

营养元素随汗液流失过多，会导致精神不振、不爱吃饭等。特别是整夜出汗的小孩，会导致生长需要的营养不够，影响正常的生长发育。

患儿除了体虚多汗外，还会引起其他疾病，如肺结核、佝偻病等，所以父母需带孩子到医院检查原因，不能掉以轻心。

儿童多汗的治疗方法有很多种，主要包括药物治疗和手术治疗。日常生活中的预防与护理也很重要。饮食方面和日常护理做到位，多汗的现象会有所减轻，还能慢慢改善体质，不用手术或药物就能治好。

日常护理

1 衣被不宜过厚：孩子的内衣宜选择透气性好、吸水性强的棉质衣料，尤其冬天不要穿过厚，否则容易出汗。不穿太厚也有助于增强孩子的抵抗力。

2 注意身体的清洁：患儿应该勤洗澡，保持皮肤清洁，否则过多的汗液积聚易引发皮肤感染。如果条件不允许，可以进行擦浴，以保证不让汗液伤害皮肤。

3 对病理性盗汗的小儿，应针对病因进行治疗。如缺钙引起的盗汗，应适当补充钙、维生素D等；结核病引起的盗汗，应进行抗结核治疗。

4 要让孩子经常参加户外锻炼，以增强体质，提高适应能力。体质增强了，盗汗也会随之减轻。

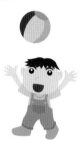

饮食指导

1 忌食生冷硬固食物

孩子多汗多与体质虚弱有关，特别是与消化系统功能较弱有关，所以容易对消化系统产生不良刺激或加重消化系统负担的食物，都应慎食、禁食。

2 多食健脾食物

经常食用健脾的食物，可以提高消化系统的功能，增强体质，减轻出汗现象。

3 宜食养津生阴的食物

中医认为，盗汗是由于阴阳失调、腠理不固而导致汗液外泄失常，属于阴虚的症状。因此，日常饮食中注意多食用一些补阴的食物。

4 忌食煎炸、油腻等不易消化的食物

由于儿童的消化系统功能还不完善，相对比较脆弱，所以不宜食用蒸、煮、炒等常规烹饪手段以外的食品以及高脂肪含量的食品。

食物宜忌

盗汗是由于阴阳失调、腠理不固而导致，属于阴虚的症状。多汗的食疗原则是益气养阴，可多吃糯米、山药、黑豆、鸡蛋等食物。

山药

山药含有淀粉酶、多酚氧化酶等物质，有利于加强消化吸收功能、增强小儿体质、减少出汗情况。

糯米

糯米中含有蛋白质及多种维生素和矿物质，有补中益气、健脾养胃的作用，对多汗患儿有益。

黑豆

黑豆中蛋白质的氨基酸组成和动物蛋白相似，赖氨酸丰富并接近人体需要的比例，因此容易消化吸收，适合消化不良的多汗患儿食用。

绿豆芽

绿豆芽含有维生素 E 等营养成分，能保护皮肤和毛细血管的正常功能，抑制小儿过度出汗。

鸡蛋

鸡蛋中含有的蛋白质和卵磷脂可提高机体的抵抗力，且能清热解毒、润肺利咽、消炎，对感冒引起的发热、咽喉疼痛、流鼻涕、咳嗽等症状有很好的食疗功效。

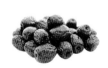

红枣

红枣具有补虚益气、养血安神、健脾和胃等功效，是脾胃虚弱、气血不足、倦怠无力、失眠等患者良好的保健营养品，对于阴虚多汗的儿童有很好的食疗功效。

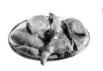

兔肉

儿童多汗多与消化系统功能不好有关。人体对兔肉的消化率高达 85%，因此多汗和消化系统弱的儿童宜吃兔肉这样非常容易消化的食物。

孩子自汗多与体质虚弱有关，特别是与消化系统功能较弱有关，要少吃寒凉生冷的食物。盗汗应该少吃辛辣燥热、煎炸、易上火的食物。

冷饮 冷饮具有刺激性，容易对儿童消化系统造成不良影响，进一步影响孩子对各种营养物质的吸收，使孩子出汗现象更加严重。

菊花 菊花性寒，多汗的儿童消化系统功能一般较弱，食用寒性食品会导致肠胃不适，故不宜饮用菊花。

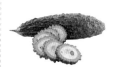

苦瓜 苦瓜性寒，多汗儿童食用容易导致消化不良，影响其他营养物质的吸收，故不宜食用。西瓜也一样属于寒凉食物，不宜食用。

狗肉 狗肉是大热的食物，有温补作用，盗汗的儿童食用后容易加重病情，因此不适合食用。

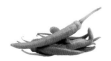

辣椒 辣椒属于辛辣食物，具有刺激性，能起到助热的作用，对病情的恢复没有实质性的帮助，因此盗汗的孩子不适宜食用。

黄瓜 黄瓜性凉，有利于清热降火，但是多汗儿童还是不要多食，特别是不要生吃，不利于恢复。

葵花籽 炒后的葵花籽性温燥，多吃容易上火，且葵花籽较坚硬，不易消化，不适合消化系统较弱的孩子吃，会加重多汗的症状。

小麦红米地瓜粥

◎ **原料：** 水发小麦 75 克，水发红米 120 克，水发花生米 80 克，红薯 150 克，白糖 15 克。

◎ **做法：**

1. 红薯洗净去皮切成丁。
2. 砂锅注水烧开，加花生米、红米和小麦，搅匀。
3. 加盖，烧开后用小火煮 1 小时至食材熟软。
4. 倒入红薯丁，加盖再用小火煮 15 分钟。
5. 放入白糖，拌匀，煮至白糖溶化即可。

Tips: 红米含有蛋白质、膳食纤维、铁及维生素等，有改善缺铁性贫血、缓解烦躁情绪、帮助睡眠等多种功效，适合调理儿童多汗。

小米山药粥

◎ **原料：** 水发小米 230 克，山药 110 克，白糖 15 克。

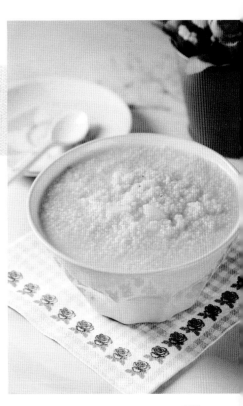

◎ **做法：**

1. 山药洗净去皮切丁备用。
2. 砂锅注水烧开，倒入洗净的小米，加盖煮开后转小火煮 40 分钟至小米熟软。
3. 再倒入切好的山药，加盖煮开后用小火煮 20 分钟至全部食材熟透。
4. 加入适量白糖，关火后盛出即可。

Tips: 小米含蛋白质、膳食纤维、钙等，具有健脾和胃、清热解毒等功效，对阴虚多汗的患儿有较好的食疗功效。

呕吐

呕吐是胃内容物反入食管、经口吐出的一种反射动作。频繁剧烈的呕吐可引起脱水、电解质紊乱等并发症，是儿童患病最常见的症状之一。

症状说明

所谓呕吐，指的是在各种因素刺激下，食管、胃或肠道出现逆蠕动，也就是与正常状态下自上而下的运动方向相反的蠕动；同时伴有腹部肌肉强烈的收缩，致使食管及胃中的食物经过鼻腔、口腔向外涌出。常伴有恶寒、发热、脉搏有力，或精神萎靡、倦怠乏力、面色萎黄、脉弱无力等。

小儿呕吐可分为以下 3 种：

寒吐	饮食稍多即吐，时作时止，多为清稀痰水或不消化的乳食。
热吐	食入即吐，呕吐物恶臭，身热口渴，面赤烦躁，大便秘结，排尿黄赤，舌质红，苔黄腻，脉数，指纹色紫。
伤食吐	呕吐频繁，吐物酸臭腐馊，有未消化的食物残渣或乳片，腹胀压食，矢气恶臭，大便秘结或泻下酸臭，苔厚腻，脉滑数。

呕吐原因

喂食原因：喂食过量、不消化，或对母乳或配方奶里的蛋白质过敏。呕吐时会吐出许多液体，且宝宝容易被自己呕吐吓住而哭起来。

胃食道反流：宝宝的食道与肌肉没有正常地发挥作用，使胃里的食物反涌到喉咙。

肠胃病菌：孩子渐渐长大，与人接触多了，肠胃病菌最有可能引起孩子呕吐，可能还会伴有腹泻、食欲下降和发烧等症状。

感冒或其他呼吸道感染：呼吸道感染也可能引起呕吐，因为孩子易被鼻涕堵塞而产生恶心的感觉。

误食有毒物质：儿童也可能会因为误食某些药物、有毒的植物、草药或化学物质而呕吐。

造成呕吐的原因有很多，排除由于食物中毒导致呕吐等较为严重的情况，很多比较轻微的症状并不需要去医院，在家做好护理就行。在饮食上多多注意也能有效地预防和减少呕吐现象的发生。

日常护理

1 呕吐的患儿应采取侧卧位或坐位，吐后要用温开水漱口。可给患儿少量果汁或淡盐水喝。

2 呕吐频繁者需服用止吐剂、镇静剂，如苯巴比妥、氯丙嗪等，慎用甲氧氯普胺。

3 出现脱水或电解质紊乱等情况，应及时按需补液和纠正电解质紊乱。

4 呕吐停止或减轻后，可给予少量、微温、易消化食物或米汤等流质饮食。

5 平时注意加强体育锻炼，增强身体抵抗力，防止病毒及细菌的感染。

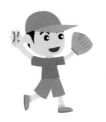
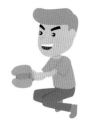

饮食方面

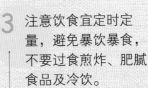

1 饭前饭后不吃冷饮，吃冷饮会影响咽喉部位的血液循环，降低呼吸道抵抗力，胃肠道局部易受冷刺激，导致腹痛等现象。

2 新生儿、婴儿哺乳不宜过急，哺乳后竖抱小儿身体，让其趴在母亲的肩上，轻拍背部至打嗝。

3 注意饮食宜定时定量，避免暴饮暴食，不要过食煎炸、肥腻食品及冷饮。

4 注意饮食卫生，不吃脏的、腐败的食物。

食物宜忌

呕吐患儿的食疗原则是新鲜、易消化，食用具有杀菌消毒、平衡酸碱功效的食物。

  马齿苋属于碱性食物，能够调节体内的酸碱平衡，缓解呕吐症状，起到调理元气的作用，常食有益。

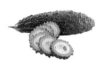 苦瓜含一种生物碱类物质——奎宁，能消炎杀毒，帮助体内毒素排出，缓解因肠胃炎症引起的小儿呕吐。

  鸡蛋有补肺养血、滋阴润燥、补脾和胃的功效，胃热呕吐的儿童食用鸡蛋尤为合适。

  南瓜中含有丰富的锌，能帮助维持生理机能，尤其是肠胃的正常运转，非常适合热性呕吐和伤食性呕吐的儿童食用。

  香蕉中含有丰富的钾，能防止血压上升及肌肉痉挛，缓解腹肌强力痉挛性收缩导致的呕吐。

  陈皮有理气化痰的功效，尤其对痰浊中阻的恶心欲呕、呕吐黏液清痰、舌苔浊腻的患儿，有一定的功效。

  葡萄是碱性水果，适当食用，能调节水和电解质的平衡，预防小儿因呕吐而出现的酸中毒的现象。

孩子呕吐要少吃寒凉生冷、辛辣、炙烤和肥腻的食物。

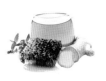

蜂蜜

蜂蜜在采取花粉的过程中，有可能会把被污染的花粉和毒素带回蜂箱。儿童的肠道抗病能力和屏蔽能力较差，很容易被感染而引起食物中毒，进一步加剧呕吐。

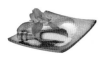

糖

糖是高热量食物，儿童食用后会降低对其他营养元素的摄取，久而久之就会因为体内缺乏某些物质（比如锌）而导致经常呕吐。

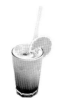

冷饮

冷饮会影响咽喉部位的血液循环，降低呼吸道抵抗力；肠胃道局部容易受冷刺激，导致腹痛现象。故呕吐的患儿不宜食用。

猪油

猪油属于肥腻之物，过食容易对肠胃造成负担，加剧呕吐的症状，因此不宜经常食用。

咖喱

咖喱是辛辣食物，过多食用容易对肠胃产生刺激，从而加重呕吐症状。

柿子

柿子性寒，含有大量的鞣酸，多吃会对胃造成负担。呕吐儿童本来肠胃就不舒服，食用柿子可能会加重病情。

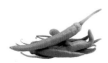

辣椒

辣椒是辛辣食物，儿童肠胃脆弱，过多食用可能会引起胃疼、腹痛，加重呕吐症状。

红豆南瓜粥

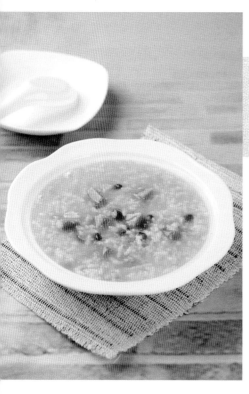

◎ **原料：** 水发红豆 85 克，水发大米 100 克，南瓜 120 克。

◎ **做法：**

1. 南瓜洗净去皮切丁备用。
2. 砂锅注水烧开，倒入洗净的大米和红豆，搅匀。
3. 加盖用小火煮 30 分钟至食材软烂，再倒入南瓜丁，加盖小火续煮 5 分钟至全部食材熟透。
4. 稍微搅拌，将煮好的粥盛出，装入汤碗中即可。

Tips: 本品有增强抗病力、保护肠胃的作用，适合热性呕吐和伤食性呕吐的患儿食用。

扁豆薏米排骨汤

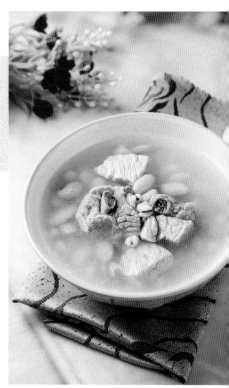

◎ **原料：** 水发扁豆 30 克，水发薏米 50 克，排骨 200 克。

◎ **调料：** 料酒 8 毫升，盐 2 克。

◎ **做法：**

1. 锅中注水烧开，放入料酒和排骨汆去血水，捞出。
2. 砂锅注水大火烧热，放入排骨、薏米、扁豆，加盖烧开，后转小火煮 1 个小时至食材熟软。
3. 加入少许盐，搅拌片刻，使食材入味。
4. 关火，将汤盛出装入碗中即可。

Tips: 本品有增强体质、止呕的作用，能维持肠胃的正常功能，缓解小儿呕吐的症状。

感冒

感冒也叫上呼吸道感染，是包括鼻腔、咽或喉部急性炎症的总称，广义上包括普通感冒、咽炎、喉炎、咽结膜热、扁桃体炎等。儿童发病率高，平均每年 6~8 次。

症状说明

儿童感冒和成人的感冒不一样，主要是因为儿童身体的抵抗力较弱，感染病毒的概率相对于成人来说比较高，并且易导致并发症。此病全年皆可发生，幼儿时期发病最多，学龄儿童逐渐减少，潜伏期一般 2~3 天，可持续 7~8 天。

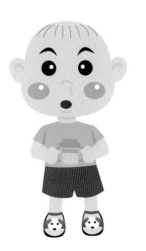

感冒引起的并发症

1 中耳炎

高烧不退（超过 3 天）、耳朵痛、烦躁、搔抓耳朵。

2 肺炎

高烧不退且咳嗽加剧，呼吸急促，食欲减退。

3 鼻窦炎

流鼻涕超过 10 天无改善迹象，且多为黄绿色的浓稠鼻涕。

4 脑膜炎

颈部僵硬、剧烈头痛、呕吐、怕光、持续高烧甚至意识不清。

5 水痘

通常孩子会发烧、无力、没食欲，与感冒有些类似。之后身上会出水泡，并持续几天，结痂脱落，10 天到 3 个星期才消失。水泡很痒，抓破会留下疤痕。

6 麻疹

麻疹的症状和感冒也很相像，如发烧、流鼻涕、乏力，一般发生在 1~4 岁的孩子身上。几天之内，面颊上会出现红点，红点的中心是白色或蓝色，之后向全身蔓延。

预防儿童感冒新法

补充益生菌	研究显示，3~5岁儿童在6个月中每天补充益生菌，能有效减少发热、流涕、咳嗽的发生率，即使感冒也能减轻症状和缩短病程。
做擦胸运动	擦胸能激活婴幼儿的胸腺细胞，使之处于活跃状态而增加胸腺素的分泌，而胸腺素能提高婴幼儿的免疫能力。 擦胸方法：取坐位或仰卧位，家长用右手掌按在孩子胸骨上，适度用力上下推动，一上一下为1次，共推擦15~30次。每天起床和晚上睡前各做1次。
避免被动吸烟	烟雾中含有氰、甲醛、乙醛、丙烯醛等有毒物质，能削弱婴幼儿呼吸道的纤毛组织对外界异物的清除作用，使婴幼儿易患呼吸疾病。香烟中的尼古丁还能抑制婴幼儿的免疫功能，增加患呼吸道疾病的概率。
加强营养多喝水	轻度的维生素A、C缺乏是造成小儿反复呼吸道感染的一个常见原因。多吃一些富含维生素C的蔬菜和水果，或补充一些多元维生素制剂，能有效增强孩子的抵抗力。要多喝水，促进体液循环，有效排出毒素。
运动加按摩	保证充足的睡眠，进行体育锻炼，建议家长每天用暖手给小孩背部按摩。对于常流鼻涕的小孩，每天早晚还可以给他的鼻梁轻轻按摩，小孩大了，可以教他自己按摩，每天做几分钟就可以了。

饮食指导

1 注意提高食欲

宝宝感冒后食欲会下降，做些容易吞咽的食物，有助于提高食欲。

2 补充维生素C

预防儿童感冒，最好吃富含维生素C的水果，有助于增强抵抗力。

3 吃易消化的食物

儿童在感冒期间，最好吃容易消化且营养较高的食物，如豆腐、鱼、鸡蛋、乳制品等，还可以多吃一些营养丰富的黄绿色蔬菜，这样可以增强免疫力。

感冒护理要点

1 经常擤鼻涕，不要将它们吸回去。

2 温盐水洗鼻以缓解鼻塞。

3 喝热的鸡汤、蜂蜜柠檬水和红茶。

4 用盐水漱口，一天4次。

5 多垫个枕头。

6 在鼻子下面擦软膏。

7 冷敷或热敷鼻窦。

8 洗个桑拿。

9 保暖，休息。

食物宜忌

感冒应该多吃一些温性的食品，如生姜、葱白、豆豉等。还应多吃一些有益于抗感染的食物，如柠檬、胡萝卜、洋葱等。

  洋葱　洋葱的茎和叶子中含有一种硫化丙烯的油性挥发物，能起到抗寒杀菌、抵御流感病毒的作用。

  生姜　生姜有兴奋、排汗、降温、提神的作用，中暑、感冒时可用生姜熬姜汤饮用，对儿童感冒症状同样有效。

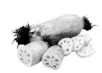 **莲藕**　莲藕含有丰富的铁、钙等微量元素，营养丰富，能帮助增强人体免疫力，适合儿童感冒时食用。

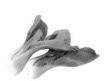 **油菜**　油菜含有胡萝卜素和维生素等营养成分，能够增强人体免疫力，起到清热解毒的作用，适合感冒儿童食用。

  鸡蛋　鸡蛋含有的蛋白质和卵磷脂，可提高机体的抵抗力，蛋白还能清热解毒、润肺利咽、消炎，对感冒引起的发热、咽喉疼痛、流鼻涕、咳嗽等症状有很好的食疗功效。

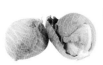 **卷心菜**　卷心菜含有丰富的维生素C，能帮助强化免疫系统，对驱逐感冒病毒、治疗流行性感冒有很好的疗效。

  柠檬　柠檬富含维生素C，能增强白血球吞噬细菌的能力，可以对抗细菌与病毒。

感冒要忌食生冷和寒凉性食物及酸味、涩味的食物。

 西瓜
西瓜属于凉性水果，食用后容易影响身体的恢复，不利于营养的消化和吸收，因此感冒期间不适合食用。

 辣椒
辣椒具有刺激性，容易使喉咙产生不适感，也容易增加黏膜表面伤口感染的机会。

  韭菜
韭菜是粗纤维食物，不易消化，小儿感冒期间食用容易增加肠胃负担，不利于营养的吸收和感冒病情的恢复。

  人参
人参是滋补性很强的中药材，对于体质湿热的小儿流感病人来说是禁忌，极有可能加重病情，因此不适宜食用。

  瓜子
瓜子油脂较多，食用后易滋生痰液，使咳嗽加重，故儿童感冒不宜食用。

  糖类
儿童感冒会伴随喉咙发炎等症状，吃甜食会导致这些炎症难以痊愈，故不宜食用。

  荔枝
荔枝性温，但是味甘、酸，并不适合感冒期间的儿童食用，过多食用容易上火，导致病情加重。

鳕鱼鸡蛋粥

◎ **原料：** 鳕鱼肉 160 克，土豆 80 克，上海青 35 克，水发大米 100 克，熟蛋黄 20 克。

◎ **做法：**

1. 蒸锅上火烧开，放入洗好的鳕鱼、土豆，用中火蒸至熟软，取出放凉待用。

2. 上海青洗净切粒，熟蛋黄压碎，鳕鱼肉去除鱼皮、鱼刺后碾碎，土豆压成泥。

3. 砂锅注水烧热，倒入大米，加盖烧开转小火煮熟。再加鳕鱼、土豆、蛋黄、上海青，用小火续煮至熟即可。

Tips: 鳕鱼含有维生素 A、维生素 D，熬成粥对感冒引起的消化不良有很好的疗效。

白菜清汤

◎ **原料：** 白菜 120 克。
◎ **调料：** 盐 2 克，芝麻油 3 毫升。

◎ **做法：**

1. 洗好的白菜切开，再切成小丁，备用。

2. 锅中注适量清水烧开，倒入白菜，搅拌均匀。

3. 盖上盖，烧开后用小火煮约 10 分钟。

4. 揭开盖，加入适量的盐、芝麻油。

5. 拌匀调味，至汤汁入味。

6. 关火后盛出煮好的白菜汤即可。

Tips: 白菜含有蛋白质、维生素、矿物质、纤维素等营养成分，有清热解毒、疏通肠胃等功效，适合感冒期间食用。

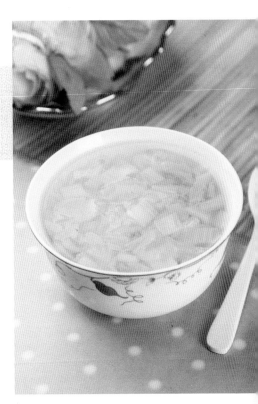

发热

发热，又称为发烧，是小儿最常见的症状，尤其是幼儿和学龄前儿童。

症状说明

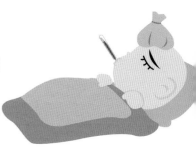

小儿发热是指体温在 39.1~41℃。发热时间超过两周为长期发热。小儿正常体温常以肛温 36.5~37.5℃、腋温 36~37℃衡量。若腋温超过 37.4℃，且一日间体温波动超过 1℃以上，可认为是发热。

发热的原因

人体发热的原因有很多，受年龄、地域、季节等因素的影响。儿童特别是婴幼儿体温调节机能不发达，易受环境影响，且变化较为激烈。当儿童身体受到细菌、病毒或异物侵入影响导致脑下视丘的体温调节中枢机能失去平衡时，就容易发热。

发热的影响

有利的一面： 一定限度内的发热是人体抵抗疾病的生理性防御反应。这个时候，白细胞会增多，抗体生成活跃，肝脏的解毒功能增强，代谢速度加快，能使病人的抵抗力有所提升。这些变化有利于消灭致病因素，使人体恢复健康。

不利的一面： 体温过高或长期发热会使病人的一些生理功能紊乱，如由于神经系统的功能障碍，病人会出现烦躁、说胡话、幻觉、抽搐等情况。这种情况儿童更容易发生。体温超过 41℃，体温调节中枢就会丧失调节体温的能力；超过 43℃，只要几小时病人就会因为体温过高而死亡。一般成人体温每升高 1℃，心率每分钟增加 10 次，儿童则会增加 15 次。还要消耗大量的物质和能量，这些对人体都十分不利。因此，遇到病人发高热，一定要立即送到医院治疗。

儿童发热情况比较常见，除了高热情况需要送往医院治疗，一般的低热或长期发热，在家护理尤为方便和及时。同时饮食方面也要适合发热儿童的情况，多补充液体，宜吃流食。

家庭护理方法

1 不急降温

发烧是体内抵抗感染的机制之一。如果在感冒初期就使用药物来退烧，会使体内的细菌暂时变成假死状态，并使它们产生抗药性，一旦死灰复燃，往往更难治疗。

2 适当用药

切勿让孩子服用阿司匹林，这可能是发烧的儿童爆发雷氏症候群，这是一种致命性的神经系统疾病。使用药剂时，增加使用频率或超过剂量都有危险，要在医生的指导下服用。

3 热敷

体温不是太高，可以采用热敷来退烧。用热的湿毛巾反复擦拭病人额头、四肢，使身体散热，直到退烧。若体温上升到39℃以上，应以冷敷处理，以免体温继续升高。

4 擦拭身体

建议使用冷水来帮助皮肤驱散过多的热量。擦拭全身时应特别注意体温较高的部位，例如腋窝及鼠蹊部。一次擦拭一个部位，其他部位以衣物盖住。蒸发水分，有助于散热。

5 泡澡

泡澡同样也可以起到缓解发热的作用。婴儿应以温水泡澡，或是以湿毛巾包住婴儿，每15分钟换一次。

6 冷敷

在额头、手腕、小腿各放一块湿毛巾，其他部位以衣物盖住。当毛巾变温热时即换，反复直到烧退。也可将冰块放进布袋，置于额上。

饮食指导

1 只吃流食，如米粥或米汤，先把体内的热退下来。饿就多喝一些牛奶。

2 忌强迫进食。家长以为发烧消耗营养，必须吃东西，就强迫孩子进食或吃高营养食物，这样反而会倒胃口，使病情加重。

3 补充液体。发烧时身体会流汗散热，但发高烧时，身体会因为流失太多水分而关闭汗腺，以阻止水分流失，使身体无法散热。这时需要补充液体，喝水及果蔬汁。果蔬汁富含维生素，尤其是低钠甜菜汁及胡萝卜汁。

食物宜忌

发热应该多吃一些富含水分和维生素的蔬菜、水果。

  小米

小米营养丰富，以植物蛋白和碳水化合物为主，热量适中，熬成粥适合发热的病弱儿童食用。

  西瓜

西瓜富含多种维生素和碳水化合物，有清爽解渴的功效。发热时喝些西瓜汁，可以帮助降温、利尿。

  绿豆

绿豆含有丰富的无机盐、维生素。在高温环境中以绿豆汤为饮料，可以及时补充丢失的营养物质，以达到清热解暑的效果。

  梨

梨含有维生素等营养成分，具有清热解暑、生津止渴的作用，可以缓解低热、口渴等症状。

  荷叶

荷叶具有清热解暑、生津解渴、开胃消食的功效，不仅对儿童低热、心烦、口渴有较好的疗效，而且能健脾养胃。

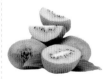 猕猴桃

猕猴桃中水分、维生素等含量丰富，有养心润肺、清热除烦的作用，能够缓解小儿发热症状，适宜食用。

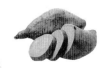 地瓜

性凉、味甘，具有清热、生津止渴的功效，无论生吃还是煎水服用，均适合高热津伤、感冒发热时食用。

发热要忌油腻、辛辣、生冷等食物，以及滋补和高蛋白类的食物，如人参、蜂蜜、鸡蛋等，否则会加重火气、产生大量热量。

鸡蛋

发热时食用大量富含蛋白质的鸡蛋，不但不能降低体温，反而会使体内热量增加，使体温升高更多，不利于患儿康复。

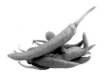

辣椒

辣椒属于温热辛辣的食物，感冒时食用容易以热助热，进而加重病情，不利于病情的恢复。

蜂蜜

蜂蜜是一种益气利中的滋补食品，但如果多服用蜂蜜，会使患儿内热得不到很好的清理、消除，还容易并发其他病症。

冷饮

由不洁食物引起的细菌性痢疾等传染病导致的发烧，胃肠道功能下降，多喝冷饮会加重病情，甚至使病情恶化而危及生命。

羊肉

羊肉属于温热食物，具有助热化火的作用。发热儿童食用，容易加重其发热症状，不利于身体恢复。

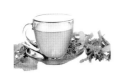

茶

喝茶会使大脑保持兴奋状态，且使脉搏加快、血压升高，进而使患者体温升高、烦躁不安。同时，茶水会影响药物的分解和吸收，降低药性。

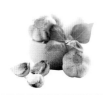

大蒜

孩子发热时，体内新陈代谢旺盛，在此情况下吃大蒜或姜等温热辛辣食品，会以热助热，加重病情，不利于退热。

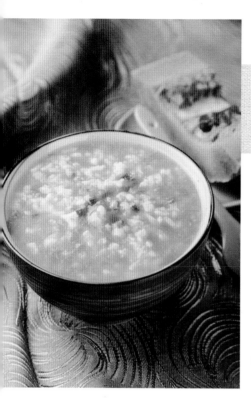

牛肉南瓜粥

◎ **原料:** 水发大米 90 克,去皮南瓜 85 克,牛肉 45 克。

◎ **做法:**

1. 蒸锅上火烧开,放入洗好的南瓜、牛肉。加盖用中火蒸约 15 分钟至其熟软,取出放凉待用。

2. 将放凉的牛肉切成粒,南瓜剁碎,备用。

3. 砂锅注水烧开,倒入大米,加盖烧开后用小火煮约 10 分钟。再倒入牛肉、南瓜,加盖用中小火煮熟食材。搅拌至粥浓稠,盛出即可。

Tips: 南瓜含有糖分,有助于消化和吸收,而且味道香甜,孩子很爱吃。

香菇薏米粥

◎ **原料:** 香菇 35 克,水发薏米 60 克,水发大米 85 克,葱花少许。

◎ **调料:** 盐、鸡粉各 2 克,食用油适量。

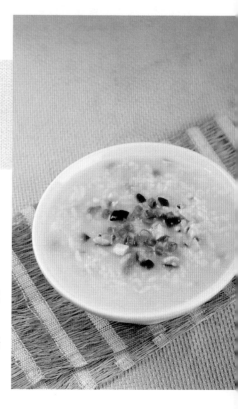

◎ **做法:**

1. 香菇洗净切丁待用。

2. 砂锅注水烧开,放入薏米和大米,加适量食用油。

3. 加盖烧开后用小火煮 30 分钟,至食材熟软。

4. 放入香菇,加盖用小火续煮 10 分钟,至食材熟烂。

5. 放入盐、鸡粉,拌匀调味,盛出装入碗中,再撒上葱花即可。

Tips: 香菇可以增强人体新陈代谢,薏米有润肺、清热、除湿、消水肿等功效。此品可缓解小儿发热的症状。

Basic 06 龋齿

龋齿是一种由口腔中多种因素复合作用导致的牙齿硬组织进行性病损，表现为有机质分解，随病程发展而从色泽改变到形成实质性病损。

症状说明

不论乳牙还是恒牙都可能发生龋齿，病变的进行一般都很缓慢，先是牙釉质发生龋蚀，牙冠龋坏的部位色泽变成灰暗，牙面上不光滑，易有牙垢堆积。龋齿初期，患者无疼痛感，当龋洞发展到牙本质时，遇到冷、热、酸、咸、甜的食物才发生疼痛。如果龋洞较深，与牙髓接近或蛀穿到牙髓，可引起难以忍受的酸痛。龋洞内经常有食物嵌入，发出腐败难闻的臭气。随着龋洞的不断扩大，牙冠就会一块块地崩溃，最后只留下残余牙根。

龋齿的危害

儿童处于生长发育的阶段，龋齿造成的危害可影响牙颌系统的发育，造成后天畸形。龋齿的疼痛可以影响儿童的进食，致使儿童不敢用有病牙齿进行咀嚼，食物没有经过细细咀嚼就进到胃里，加重了胃的负担，引起胃部不适。

粗糙的食物不能在胃内消化完全，会影响到小肠对营养的吸收，慢慢地就影响了孩子的体质。龋齿如果没有得到及时治疗，还会进一步恶化，引起牙髓的炎症和牙根尖周围的炎症，造成难以忍受的疼痛；此外，由于疼痛，儿童长期用单侧吃东西，影响到颌面部生长发育，甚至造成一边脸大一边脸小的畸形。

> 龋齿不是一日两日形成的，是长久的不良饮食习惯和生活习惯造成的。因此，在日常护理和饮食过程中要养成良好的饮食习惯和健康的生活习惯，只有这样，才能预防龋齿。

日常护理预防龋齿

1 父母要养成良好的喂养习惯：给孩子喂食后，用手指牙刷或纱布将食物残渣清除干净，并按摩牙龈，注意睡前不要吃糖。

2 从小注意口腔卫生：这是预防龋齿的关键。要从小养成早晚刷牙、饭后漱口的习惯，选用含氟牙膏及儿童牙刷，掌握正确的刷牙方法。家长应该起到榜样作用，高度重视牙齿健康。

3 纠正孩子的不良习惯：有的孩子会不自觉地咬手指、吮唇、偏侧咀嚼等，造成儿童的牙颌畸形。一旦发现，家长应及时纠正。

4 合理的饮食结构：经常吃不同种类的食物，如水果、乳制品、谷物、蔬菜、肉、蛋类等食物，少吃含糖量高的食物。

5 窝沟封闭剂防龋：小孩牙齿的有些部位存在窝沟裂隙，是容易长虫牙的部位，可找牙医用窝沟封闭剂保护牙齿，它可长期保留在窝沟裂隙中，是预防龋齿的有效方法。

6 定期拜访牙医，与牙医成为朋友：每半年带孩子去进行口腔检查，不要等到牙齿痛了才去。如果经常找牙医看看，每次看牙不痛，孩子也不会害怕牙医了。

饮食营养保护牙齿

1 孩子可以多吃一些保护牙齿的食物，如富含维生素 A、维生素 C、维生素 D 的食物。缺乏维生素 A 时会导致牙齿生长延迟、牙齿发育不良，牙齿颜色变成白垩色；缺乏维生素 C 会造成牙齿发育不全、牙龈容易出血等；缺乏维生素 D 会导致钙、磷的沉淀不足，而钙、磷是构成牙齿的主要物质。

2 还应该适当补充一些含氟的食物。体内缺氟容易引发龋齿。含氟的食物主要有鳕鱼、鲑鱼、沙丁鱼等海鲜类食物，以及牛奶、苹果、蛋等。

龋齿止痛小偏方

1	蜂蜜：用蜂蜜点在牙痛的地方，过几分钟就好了，而且能满口生香。
2	云南白药：用牙签挑取一点云南白药加上开水一滴，调成糊状，再用牙签蘸着云南白药糊塞到牙疼的地方，一般 3~5 分钟后就能止住痛。
3	冰敷：像治疗瘀伤一样，冰敷牙痛部位的脸颊，可缓解疼痛。每次 15 分钟，一天 3~4 次。
4	六神丸：1~2 粒，碾碎置于患齿牙龈上 5~10 分钟，每天 1 次，一般不超过 3 次。
5	生姜：牙痛的时候可以切一小片生姜咬在痛处，必要的时候可以重复使用，睡觉的时候含在口里也无妨。
6	芦荟：割一小片芦荟，剥除外皮，把内含黏性液体的果肉含在疼痛处，2小时后疼痛可自行缓解。

食物宜忌

保护牙齿、预防龋齿适宜多吃一些富含维生素和钙、磷、氟等物质的食物。

洋葱　洋葱含有硫化物，硫化物有强有力的抗菌成分，能杀死造成蛀牙的变形链球菌。

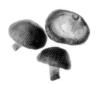

香菇　香菇含有香菇多糖，儿童经常食用，能抑制口腔中的细菌形成牙菌斑，从而保护牙齿。

豆腐　豆腐含有脂肪、碳水化合物、维生素和矿物质等营养成分，儿童经常食用可以抗龋齿。

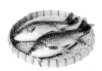

鲫鱼　鲫鱼含有丰富的磷，能防止口腔过度酸化，从而保护牙齿。

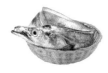

带鱼　带鱼富含氟，氟能与牙齿中的钙磷化合物形成不易溶解的氟磷灰石，防止牙齿被侵蚀。

苹果　儿童在吃苹果时对牙齿有机械擦洗作用，能够擦去牙齿表面的细菌。苹果中所含的果胶还能抑制细菌。

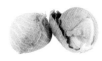

卷心菜　卷心菜含有丰富的维生素和纤维素，能刺激唾液腺分泌，减少食物黏附和牙菌斑的形成。

要预防龋齿和防止龋齿恶化，应该少吃酸性食物、过冷或过热的食物，因为这些食物会刺激儿童暴露的神经末梢，导致剧痛。还应该少喝刺激神经系统的兴奋性饮料。

甘蔗

由于甘蔗过硬，儿童在吃的过程中，牙齿会受到一定的损害。此外，甘蔗富含糖分，容易造成龋齿。

可乐

可乐属于兴奋性饮料，会刺激牙髓神经，引起疼痛。此外，酒精性饮料以及咖啡等都有类似作用，不能给孩子喝。

糖果

糖果含的糖分较多，过多食用容易使糖分转化为酸，残留在牙齿上，从而增加龋齿发生的概率。

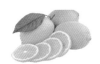

柠檬

柠檬是酸性水果，过多食用可能会破坏牙齿表面的釉质，从而增加龋齿发生的概率。

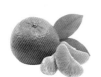

橘子

橘子也是酸性水果，过多食用容易破坏牙釉质，从而损害牙齿的健康，儿童饮食应该注意少食。

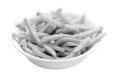

薯条

薯条是油炸食品，属于酸性食物，过多食用容易破坏牙釉质，对牙齿健康不利。

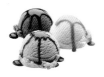

冰激凌

冰激凌等冷饮会刺激牙髓神经，导致剧痛。有龋齿的儿童不能吃，健康儿童也要少吃。

彩椒芹菜炒肉

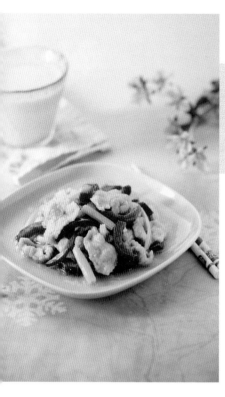

◎ **原料：** 猪瘦肉 270 克，芹菜 120 克，彩椒 80 克，姜片、蒜末、葱段各少许。

◎ **调料：** 盐、鸡粉 3 克，生抽、生粉、水淀粉、料酒、食用油适量。

◎ **做法：**

1. 芹菜切段，彩椒切丝，猪瘦肉洗净切片。

2. 把肉片装入碗中，加入备好的调料，腌渍入味。

3. 热锅注油，烧至四五成热，倒入肉片滑油，变色后捞出。再倒入姜片、葱段、蒜末爆香，放入彩椒、肉片、芹菜，再加盐、鸡粉、料酒炒匀，调入水淀粉即可。

 Tips: 本品可保护牙龈，减少牙菌的形成，适用于保护牙齿。

家常鱼头豆腐汤

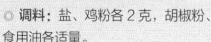

◎ **原料：** 豆腐块 300 克，鱼头 250 克，香菇块 10 克，冬笋块 20 克，葱段、姜片各少许，高汤适量。

◎ **调料：** 盐、鸡粉各 2 克，胡椒粉、食用油各适量。

◎ **做法：**

1. 锅中注水烧开，倒入豆腐、冬笋、香菇焯煮，捞出。

2. 锅内加油烧热，入姜片爆香，放入鱼头，煎至两面金黄。再倒入高汤，煮沸后倒入砂锅中。

3. 大火煮沸后转小火煮 25 分钟。加豆腐、冬笋、香菇、盐、鸡粉、胡椒粉煮沸，放入葱段即可。

 Tips: 豆腐营养丰富，鱼头富含钙、蛋白质、氨基酸、维生素和微量元素等，不仅有利于牙齿的生长，也是孩子成长的食疗佳品。

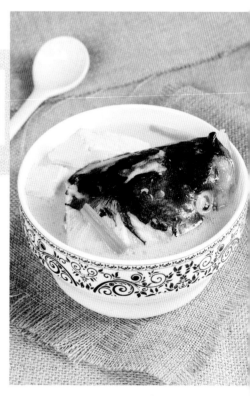

腹泻

儿童腹泻是各种原因引起的以腹泻为主要临床表现的肠胃功能紊乱综合征。发病年龄多在 2 岁以下，1 岁以内约占 50%。

症状说明

主要表现为排便次数明显增多、粪便稀薄，或伴有发热、呕吐、腹痛等症状及不用程度的水电解质、酸碱平衡紊乱。轻微的腹泻，患儿精神较好，无发热症状；较严重的腹泻大多伴有发热、烦躁不安、精神萎靡、嗜睡等症状。

致病原因

一是消化不良，多为饮食不当、喂养不合理、食物粗糙或高脂等原因引起肠胃功能紊乱所致；二是细菌或病毒引起的肠胃道炎症。

日常护理

1 最好母乳喂养。母乳可增强宝宝的抵抗力，对宝宝的肠胃有保护作用。

2 注意宝宝的个人卫生，少带宝宝去人多的地方。

5 不给孩子吃生冷食物，饮食要清淡，尽量不吃脂肪含量过高的食物，多吃蔬菜和水果，营养均衡。

3 多带孩子晒太阳，适当运动，提高免疫力。

4 注意腹部的保暖，腹部受凉会使肠胃蠕动加快，容易导致腹泻。

病时护理

1 预防脱水。无论是什么原因引起腹泻，关键是及时补充水分。给孩子喝一些盐糖开水，防止脱水。

2 促进排便。给孩子吃一点有助于排便的食物，将毒素排出体外，可以缓解腹泻带来的不适。

3 腹泻期间，孩子的饮食宜清淡。可以给孩子吃些白粥，也可以用纤维素较少的蔬菜、豆腐、海鱼等食材做成食物。

4 病得到控制后，恢复正常进食时，要先从流质到半流质，逐渐过渡。不可一开始就吃过多，以免增加肠胃负担。

食物宜忌

儿童腹泻应该及时补充体内流失的水分，所以应多吃一些富含水分、钾及果胶的碱性食物。

冬瓜　冬瓜的钾含量很高，钠含量低，可调节小儿腹泻引起的体内水电解质紊乱等症状。

南瓜　小儿腹泻会导致体内缺乏水分而感到虚弱，适当摄入含有较多水分的南瓜，可以帮助身体尽快恢复。

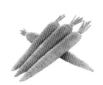

胡萝卜　胡萝卜是碱性食物，其所含的胶能使大便成形，既能调节腹泻引起的体内酸碱平衡紊乱，又能止泻制菌。

西蓝花　西蓝花含有丰富的抗坏血酸和维生素C，能促进小儿肝脏解毒，增强体质和抗病能力，且有健脾和胃的功效，非常适合小儿腹泻期间食用。

豆腐　豆腐有增加营养、帮助消化、增进食欲的功能，小儿腹泻患者食用有一定的调理作用。

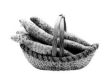

山药　山药中的蛋白质形成各种酶，可维持人体的正常消化功能，能提高小儿免疫力，对便溏腹泻、脾胃虚弱的患者有很好的食疗作用。

米汤　米汤易于消化，又富含水分，特别适合给腹泻儿童食用，能补充体力。吃时加点盐，还可预防脱水。

儿童腹泻期间忌食高脂的油腻食物，如肥肉、动物肝脏、蛋类等；同时也忌食纤维素含量高、生冷的蔬果，如菠萝、柠檬、柑橘、白菜等。

  菠萝

菠萝含有长纤维，食用会加快肠胃蠕动，从而加重腹泻，故不宜食用。

  肥肉

肥肉是肥腻之品，过多食用容易对肠胃造成负担，不利于腹泻症状的缓解，腹泻儿童不适宜食用。

  芦荟

芦荟中含有较多的芦荟大黄素，食用后有泻下通便的作用，容易加重腹泻症状，小儿腹泻患者应忌吃。

  竹笋

竹笋是长纤维蔬菜，食用会加快肠道蠕动，导致肠道胀气，从而加重腹泻，不宜食用。

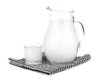 牛奶

腹泻时肠蠕动增加，容易胀气，使腹泻加剧，因此禁食导致胀气的食物。牛奶饮用后在肠道内会导致胀气，儿童腹泻不宜食用。

  糖

糖在人体内发酵会引起肠道胀气，加重腹泻病情，儿童腹泻者不宜吃。

  黄豆

黄豆等豆类食物及制品富含粗纤维和蛋白质，能加快肠道蠕动而导致胀气，腹泻儿童不宜食用。

淮山莲子茯苓糊

◎ **原料：** 水发莲子170克，淮山40克，茯苓25克，麦芽少许。
◎ **调料：** 盐1克。

◎ **做法：**

1. 取榨汁机，选择搅拌刀座组合。放入莲子、淮山、茯苓、麦芽，倒入适量纯净水，盖上盖。
2. 选择"搅拌"功能，打碎后，倒入碗中备用。
3. 砂锅注水烧开，倒入搅拌好的材料，加入少许盐，煮约2分钟至食材呈糊状。
4. 关火后盛出煮好的食材即可。

Tips: 莲子具有养心神、益肾气、健脾胃、涩大肠等功效，山药可补益中气、调护脾胃，适合腹泻儿童食用。

莲子花生豆浆

◎ **原料：** 水发黄豆120克，莲子80克，花生米75克，糖20克。

◎ **做法：**

1. 取榨汁机，选择搅拌刀座组合，倒入泡发洗净的黄豆和适量矿泉水，制成豆浆后倒入滤碗中待用。
2. 再把洗好的花生和莲子放入榨汁机中，加入适量矿泉水，制成浆，然后倒入碗中待用。
3. 将制成的浆都倒入锅中，加盖，大火煮5分钟至沸腾。
4. 加入白糖，煮至化。关火后盛出即可。

Tips: 本品含大量的维生素E，能够满足腹泻后对营养的需求，儿童食用后能够缓解腹泻症状。

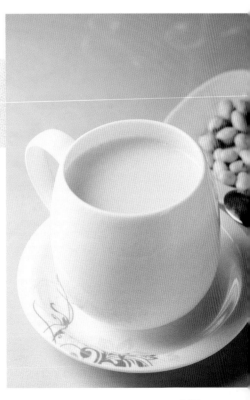

便秘

小儿便秘是指儿童持续 2 周或 2 周以上排便困难，发生率为 0.3%~28%。

症状说明

一般包含 4 个方面：每周排便次数少于 3 次，严重者可 2~4 周排便一次；排便时间长，严重者每次排便长达半小时以上；大便形状发生改变，粪便干结；排便困难或费力，有排便不尽感。

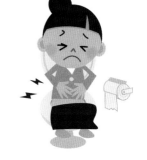

致病原因

1 饮食不足

小儿进食太少，消化后剩余渣少，致大便减少；奶中糖量不足时肠蠕动减弱，使大便干燥；饮食不足，腹肌和肠肌张力减小甚至萎缩，收缩力减弱，形成恶性循环，加重便秘。

2 食物成分不当

大便性质和食物成分关系密切，食物中含大量蛋白质而碳水化合物不足，肠道菌群对肠内容物发酵减少，容易便秘；食物含较多的碳水化合物，肠道发酵菌增多，发酵增强，产酸多，大便易呈酸性，次数多而软；进食大量钙化酪蛋白，粪便含大量不能溶解的钙皂，粪便量多，且易便秘；小儿偏食，喜食肉类，少吃或不吃蔬菜、水果，食物中纤维素太少，也易发生便秘。

3 肠道功能失常

生活不规律是导致便秘的常见原因。缺少活动，或患慢性病如营养不良、佝偻病、高钙血症、皮肌炎、呆小病及先天性肌无力等，都可能因肠壁肌肉乏力、功能失常而便秘。交感神经功能失常，腹肌软弱或麻痹也可导致便秘。

4 体格与生理的异常

如肛裂、肛门狭窄、先天性巨结肠、脊柱裂或肿瘤压迫马尾等都能引起便秘，应进行肛门、下部脊柱和会阴部检查。有的患儿出生后即便秘，可能和家族遗传有关。

5 精神因素

小儿受到突然的精神刺激，或环境和生活习惯突然改变，也可引起短时间的便秘。

日常饮食和护理

注意给孩子补充充足的水分。

水分的摄取是否足够，以体重 10 千克以内的幼儿为例，每千克体重水分的摄取量为 100 毫升；10~20 千克幼儿每日至少需要 1000 毫升加上超过 10 千克的那部分，每超过一千克体重需要增加 50 毫升水量；而超过 20 千克以上的儿童，每日需要 1500 毫升加上超过 20 千克的部分，每增加一千克体重需要增加 20 毫升水量。

生活小贴士

很多家长和小朋友认为喝饮料就等于喝水，这样的错误观念必须及时纠正！事实上，含糖饮料中的糖分易造成便秘，如果再没有适量的运动，便秘会更加严重。一定要补充足够的水分，不能用饮料代替。

饮食方面

避免进食过少或食品过于精细、缺乏残渣，对结肠运动的刺激就会减少，易便秘。应增加蔬菜和水果及富含纤维素食物的摄入，补充缺乏的营养。补铁勿过量，会导致便秘；补充铁剂时，应该摄取多种维生素，促进吸收。

生活习惯方面

养成良好的排便习惯

每日定时排便，形成条件反射，建立良好的排便规律。及时排便，排便的环境和姿势尽量方便，免得抑制便意，破坏排便习惯。

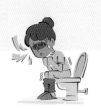

适度运动

要督促孩子进行适当的户外运动，养成良好的生活习惯，增强体质，更好促进排便。

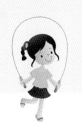

定时按摩法

每天在早餐后 30 分钟，妈妈可以用手掌在孩子的脐部按顺时针方向轻轻推揉按摩 15 分钟左右，帮助孩子的肠胃蠕动，促进对食物的消化。如此坚持，对改善孩子便秘有很好的效果。

食物宜忌

便秘儿童日常饮食需要多补充水分和富含纤维素的食物（如谷物、蔬菜等），药物治疗只在必要的时候使用。

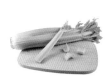 芹菜是高粗纤维食物，能促进肠胃蠕动，预防小儿便秘。

  韭菜含有大量的粗纤维，能增进肠胃蠕动，改善大便困难、先干后稀，倦怠乏力等小儿便秘症状。

  南瓜含有儿童必需的组氨酸和可溶性纤维，可帮助小儿排便，缓解便秘。

  红薯中含有丰富的食物纤维，能加快消化道的蠕动，促进排便，清理消化道，减少因便秘引起的人体自身中毒现象。

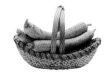 丝瓜含有蛋白质、粗纤维等营养成分，能起到清暑凉血、解毒通便的功效，有助于化解小儿便秘症状。

  苹果富含果胶，能在肠内吸附水分，使粪便变得柔软，从而容易排出；同时苹果含大量纤维素，儿童常吃可预防便秘。

  小麦中含有丰富的食用纤维，能加快消化道的蠕动，促进排便，清理消化道，对儿童便秘患者有益。

儿童便秘患者应该少吃不易消化的食物，含蛋白质或钙质过多的食物，生冷、热性、油腻的食物，以及具有收涩固肠作用的食物等。

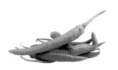

辣椒

辣椒性大热，食用后可使肠胃中积聚燥热，并且耗损大肠津液，使大便干燥积滞，从而导致儿童便秘加重。

荔枝

荔枝是温性食物，多吃会导致上火，过多食用会导致便秘。

巧克力

巧克力是高热量食品，过多食用会使大便干燥、次数减少，久而久之，会加重儿童便秘病情。

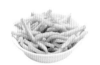

薯条

薯条属于油炸食品，热量高，吃多了容易引起内火上升，加重便秘现象，不宜食用。

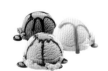

冰激凌

冰激凌是冷冻食物，儿童便秘患者肠胃虚弱，不适合多食用，容易刺激肠胃，加重便秘现象。

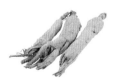

人参

人参和荔枝一样，属于温性食物，多吃会导致体内燥热、上火，加重儿童便秘病情。

花椒

花椒属热性调料，多食可使肠胃燥热内积，耗损大肠中的水分，从而使大便干燥，导致小儿便秘。

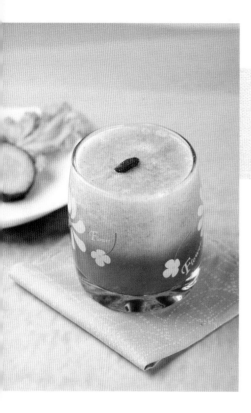

黄瓜芹菜汁

◎ 原料：黄瓜 100 克，芹菜 60 克，蜂蜜 10 毫升。

◎ 调料：盐适量。

◎ 做法：

1. 芹菜洗净切粒，黄瓜洗好切丁，备用。

2. 取榨汁机，选择搅拌刀座组合，倒入黄瓜、芹菜和适量白开水。

3. 盖上盖，选择"榨汁"功能，榨取蔬菜汁。

4. 加入适量蜂蜜，盖上盖，再次选择"榨汁"功能，搅拌均匀。然后倒入杯中即可。

Tips: 芹菜富含纤维素，是治疗便秘的首选食材。黄瓜清热解毒，其所含的纤维素可促进肠道内腐败物质排出。

苹果红薯泥

◎ 原料：苹果 90 克，红薯 140 克。

◎ 调料：盐适量。

◎ 做法：

1. 红薯去皮洗净切瓣，苹果去皮切块，装盘待用。

2. 放入烧开的蒸锅中，中火蒸 15 分钟至熟。取出放入碗中，用勺子压烂拌匀。

3. 榨汁机选择搅拌刀座组合，把红薯泥舀入杯中。

4. 盖上盖子，选择"搅拌"功能，将苹果红薯泥搅匀。

5. 将制作好的苹果红薯泥装入碗中即可。

Tips: 红薯能改善便秘症状。也可将红薯蒸熟后，切成一口大小，在上面放苹果泥，让孩子用叉子吃。

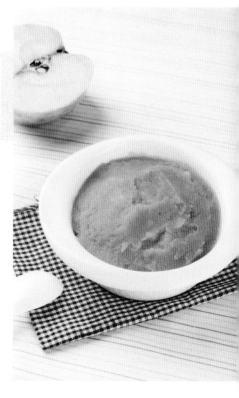

近视

近视是眼睛看清近物却看不清远物的症状，是眼睛在调节放松时，平行光线通过眼的屈光系统屈折后点落在视网膜之前的一种屈光状态。儿童近视是屈光不正的一种，和成人近视的特点略有不同。

症状说明

儿童近视发病于儿童时期，存在调节异常、进展性、易受多因素干扰的特点。

表现：视力减退，远视力逐渐下降，近视力正常；外斜视；视力疲劳；由于眼轴增长，外观上眼球呈向外凸出的状态。

儿童近视的原因

1. 遗传因素。高度近视的双亲家庭的下一代，近视的发病率较高。高度近视的遗传较为明显，一般性的近视遗传倾向不明显。

2. 不当用眼。

（1）用眼距离过近。

（2）用眼时间过长，看书、写作业、看电视等连续3~4小时不休息。

（3）照明光线过强或过弱，容易使眼睛调节过度或痉挛而形成近视。

（4）行走时或车辆行驶时看书，眼睛与书本不固定，加重眼睛调节负担。

（5）躺着看书，距离过近，容易使眼调节紧张，加重眼睛负担。

3. 营养不良，缺钙、锌和维生素等。

4. 患过麻疹等症，引起眼球膨胀，眼球屈光度下降，导致视力下降。

5. 吃甜食过多，导致血糖升高，改变晶体渗透压。

6. 孩子睡眠不足，造成眼睫状肌的调节功能紊乱。

一般少年儿童时期的近视眼，开始多为"假性近视"，是由于用眼过度、调节紧张而引起的一种功能性近视，如果不及时进行矫治，很快就会发展成真性近视。

1 应多吃富含维生素的食物，如各种蔬菜、动物的肝脏、蛋黄等。胡萝卜含维生素B族，对眼睛有好处；动物肝脏可治疗夜盲。

饮食方面

2 近视患者普遍缺铬和锌，应多吃含锌较多的食物。黄豆、杏仁、紫菜、海带、羊肉、黄鱼、奶粉、肉类、牛肉、肝类等含锌和铬较多。补锌最好服用蛋白锌。

3 少食用含糖高的食物。食入过量的糖，可能使体内血液偏酸，而人体需要消耗大量钙质去维持酸碱平衡，从而引起血钙不足，减弱眼球壁的弹性，使眼轴伸长，播下近视的隐患。

生活习惯方面

1 培养正确的读书、写字姿势。书本和眼睛应保持约30厘米距离，身体离课桌应有一个拳头的距离，手应离笔尖约3厘米。

3 写字、读书要有适当的光线，光线最好从左边照射过来。保证有休息时间，减轻视力疲劳。

5 写字不要过小过密，更不要写斜、潦草。写字时间不要过长。

7 积极开展体育锻炼，保证每天有1小时的体育活动时间。

2 电视高度应与视线相平；眼与荧光屏的距离不小于荧光屏对角线长度的5倍；室内应开一盏小的灯，有利于保护视力。

4 打羽毛球、乒乓球可防近视。在打球过程中，眼睛需快速追随球的轨迹变化，这对5~9岁孩子的眼球功能完善有好处。

6 每天认真做好眼保健操。

8 看书、写字时间不宜过久，要有休息时间。休息时，眼睛多向远眺，多看绿色植物，辅以眼保健操。

食物宜忌

近视儿童日常饮食需要多吃富含维生素、蛋白质、肽类、牛磺酸和核酸，以及矿物质，如钙、硒、铬的食物。

胡萝卜含有大量的胡萝卜素，胡萝卜素进入人体后，在肝脏及小肠黏膜经过酶的作用，其中50%变成维生素A，有补肝明目的作用。

南瓜中丰富的类胡萝卜素在人体内可转化成具有重要生理功能的维生素A，从而对维持正常视力有帮助。

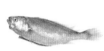

黄鱼含有丰富的微量元素硒，硒参与眼球肌肉、瞳孔的活动，因此，近视的儿童尤为适宜食用黄鱼。

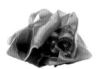

海带中含有丰富的钙，钙在巩膜中起增强坚韧的作用，因此近视儿童尤为适宜。

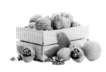

核桃中含有丰富的铬，可以保持眼球晶状体、房水渗透压，使屈光度保持正常的水平，因此近视儿童适宜食用。

杏仁含有丰富的维生素 B_2。维生素 B_2 有缓解视力疲劳的效果，对于预防小儿近视有一定的作用。

桑葚有补肝益肾、生津润肠、乌发明目的功效，近视儿童适宜食用。

近视儿童不宜多吃富含糖分、脂肪的食物，有刺激性的食物，以及辛辣、油腻的食物。

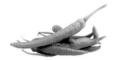
辣椒 辣椒对眼睛会有不良的刺激，会加重病情，因此，近视儿童不宜食用。

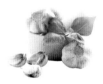
大蒜 大蒜虽有杀虫解毒、祛寒健胃之功，然而性质湿热，同时亦有刺激性，会刺激肝、肺、胃及眼睛，近视儿童不宜食用。

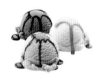
冰激凌 冰激凌中的糖分在体内消耗大量的维生素 B_1，如果人体过多摄入糖分，维生素 B_1 就会相对减少，而且过多摄取糖分也会降低体内的钙质，因此不宜食用。

腊肉 腊肉含有大量的脂肪，过多食用容易导致脂肪在晶状体内的堆积，从而加重眼部的压力，对儿童视力的恢复不利。

生姜 生姜属于刺激性食物，患有眼疾的人不适宜吃，近视儿童也应少吃。

糖果 含糖量过高的食物会使血糖含量增加，引起房水、晶体渗透压改变，当房水的渗透压低于晶状体的渗透压时，房水就会进入晶状体内，促使晶状体变凸，引起近视的发生。

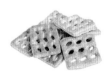
饼干等 饼干等零食大多含防腐剂、色素等添加剂，食用过量有百害而无一益，儿童要少吃，近视儿童更加要少吃。

甜南瓜胡萝卜稀粥

◎ **原料：** 胡萝卜 120 克，南瓜 90 克，水发米碎 100 克。

◎ **做法：**

1. 南瓜洗净去皮切小块，胡萝卜洗好去皮切丝。
2. 蒸锅上火烧开，放入南瓜、胡萝卜，用中火蒸约 15 分钟。取出放凉，南瓜碾成泥，胡萝卜剁成泥。
3. 砂锅注水烧开，倒入米碎，加盖烧开后用小火煮至熟。倒入胡萝卜泥、南瓜泥，大火煮约 2 分钟至粥入味，盛出即可。

Tips: 本品有补充营养、保护视力的作用，有助于缓解近视儿童的不良症状。

核桃蔬菜粥

◎ **原料：** 胡萝卜 120 克，豌豆 65 克，核桃粉 15 克，水发大米 120 克，白芝麻少许。

◎ **调料：** 芝麻油少许。

◎ **做法：**

1. 胡萝卜洗好去皮切段备用。
2. 锅中注水烧开，倒入胡萝卜、豌豆煮至断生，捞出沥干，放凉后剁成末，备用。
3. 砂锅注水烧开，倒入洗净的大米，烧开后用小火煮至熟软。再加豌豆、胡萝卜、白芝麻，用中火续煮至食材熟透。加入核桃粉和少许芝麻油搅匀即可。

Tips: 本品有滋补营养、保护视力和增强免疫力的作用，对近视儿童非常有益。

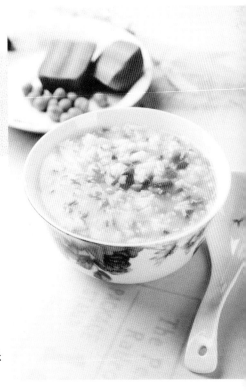

遗尿

小儿遗尿指 3 周岁以上小儿，睡中排尿自遗、醒后方觉的一种病症。此症多见于 10 岁以下儿童，偶尔可延长到 12~18 周岁。

症状说明

患儿常在夜间熟睡时梦中排尿而不觉醒，轻则一夜一次，重则一夜多次，有时病症会消失再出现，时好时坏，有的甚至延续至青春期。患儿常感到羞愧、恐惧，精神负担加重，产生恶性循环，增加遗尿的顽固性。

致病原因

遗传因素：遗尿患者常在同一家族中发病，其发生率为 20%~50%。

控制排尿的中枢神经系统功能发育迟缓。

泌尿系统疾病或功能障碍：泌尿通路狭窄梗阻、膀胱发育变异、尿道感染等。

日常护理

1 对于遗尿患儿，可进行一些排尿中断训练和忍尿训练，可让孩子在每次排尿时中断排尿，然后隔一阵子再将尿排尽。

2 白天的时候多让孩子喝水，当他有尿意时，让他先忍 12~20 分钟，每天训练 1~2 次，可以使膀胱扩张，增加膀胱的容量。

3 及时更换尿湿的被褥衣裤。孩子睡觉的被褥要干净暖和，尿湿后应及时更换，不要让孩子睡在湿的被褥里，这样会使孩子更易尿床。

饮食指导

1

白天不应限制饮水

不要过度限制孩子的饮水量，要求患儿每天至少有一次随意保留尿液到轻度膨胀的不适感，以锻炼膀胱功能。

2

忌食多盐、多糖和生冷食物

多盐、多糖皆可引起多饮多尿，生冷食物可削弱脾胃功能，对肾无益，故应禁食。

3

忌食辛辣、刺激性食物

儿童神经系统发育不成熟，易兴奋，若食用这类食物，可使大脑皮质的功能失调，易发生遗尿。

食物宜忌

遗尿儿童宜多食用温补肾阳、收纳固涩的食物和清补类的食物。

茼蒿　茼蒿有平补肝肾、缩尿、宽中理气的作用，对遗尿患儿有较好的食疗作用。

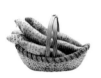

山药　山药性平，味甘，有补肾涩精、生津养胃之效，可用于尿频、头晕耳鸣等症，适合肾虚型的遗尿患儿食用。

羊肉　羊肉有补肾壮阳、暖中祛寒、温补气血、和胃健脾的功效，对遗尿的患儿有一定的功效。

狗肉　狗肉性温，具有补中益气、温肾助阳的作用，对睡中遗尿、手足不温的肾气不足型遗尿患儿有一定的食疗作用。

粳米　粳米有补中益气、健脾养胃、止虚汗的功效，适合遗尿的患儿食用。

莲子　莲子味甘涩，有收敛之性，可温补脾阳、固肾止泻，对夜尿频而少、脾虚便溏、食欲不振的肺脾气虚型遗尿患儿有很好的辅助治疗作用。

核桃　核桃能起到固精、补肾、壮阳、健肾的作用，是温补肺肾的理想滋补食品和良药，可以改善儿童遗尿症状。

遗尿儿童应少吃或不吃削弱脾胃功能、引起多尿的多盐、多糖、生冷食物，可使大脑皮质的功能失调、导致遗尿的辛辣及刺激性食物，以及有利尿作用的食物。

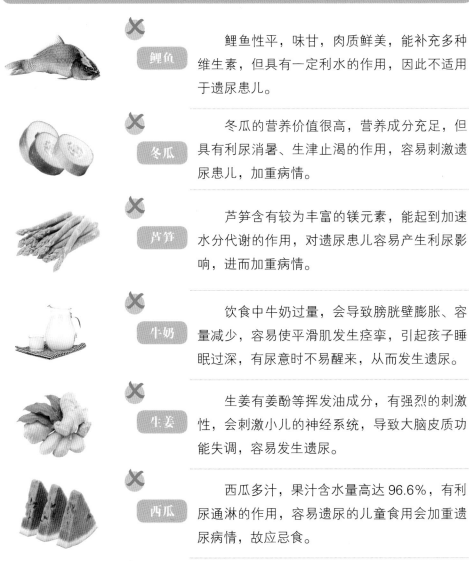

鲤鱼 ✗
　　鲤鱼性平，味甘，肉质鲜美，能补充多种维生素，但具有一定利水的作用，因此不适用于遗尿患儿。

冬瓜 ✗
　　冬瓜的营养价值很高，营养成分充足，但具有利尿消暑、生津止渴的作用，容易刺激遗尿患儿，加重病情。

芦笋 ✗
　　芦笋含有较为丰富的镁元素，能起到加速水分代谢的作用，对遗尿患儿容易产生利尿影响，进而加重病情。

牛奶 ✗
　　饮食中牛奶过量，会导致膀胱壁膨胀、容量减少，容易使平滑肌发生痉挛，引起孩子睡眠过深，有尿意时不易醒来，从而发生遗尿。

生姜 ✗
　　生姜有姜酚等挥发油成分，有强烈的刺激性，会刺激小儿的神经系统，导致大脑皮质功能失调，容易发生遗尿。

西瓜 ✗
　　西瓜多汁，果汁含水量高达 96.6%，有利尿通淋的作用，容易遗尿的儿童食用会加重遗尿病情，故应忌食。

赤小豆 ✗
　　赤小豆中所含的皂角甙有刺激性，有良好的利尿作用，容易遗尿的儿童食用会加重遗尿病情，故应忌食。

羊肉山药粥

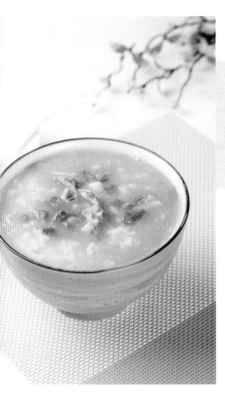

◎ **原料：** 羊肉 200 克，山药 300 克，水发大米 150 克，姜片、葱花、胡椒粒各少许。

◎ **调料：** 盐 3 克，鸡粉 4 克，生抽 4 毫升，料酒、水淀粉、食用油各适量。

◎ **做法：**

1. 山药和羊肉洗净切丁，将羊肉腌渍入味备用。

2. 砂锅注水烧开，放入大米，加盖用小火煮约 30 分钟。再放入山药，小火续煮至食材熟透。

3. 放入羊肉、姜片，煮约 2 分钟。

4. 加入盐、鸡粉、胡椒粒，搅匀，撒上葱花即可。

Tips: 本品有补肾壮阳、暖中祛寒、温补气血的作用，对遗尿患儿有一定的作用。

糯米莲子羹

◎ **原料：** 莲子 150 克，糯米 45 克，白糖 15 克。

◎ **做法：**

1. 锅中加入约 800 毫升清水，倒入洗净的莲子和糯米。

2. 加盖，大火烧开后转小火再煮 30 分钟。

3. 用汤勺搅拌片刻，以免粘锅。

4. 然后加入白糖，拌匀后再煮片刻。

5. 待白糖完全溶化后盛入盘中即可。

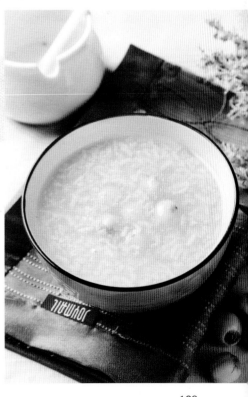

Tips: 本品有补中益气、健脾养胃、固肾止泻的作用，对夜尿频而少、脾虚便溏的肺脾气虚性遗尿患儿有一定的作用。

口腔溃疡

口腔溃疡是发生在口腔黏膜上的表浅性溃疡，可从米粒至黄豆大小，呈圆形或卵圆形，溃疡面为凹形，周围充血。

症状说明

口腔溃疡在儿童中发病率比较高，多数为 1~6 岁幼儿。溃疡多发生于舌部、口底、颊部、前庭沟、软硬腭、上下唇内侧等处，为圆形、椭圆形及聚集成束或不规则形，春、夏和秋等温暖的季节为流行高峰期。

儿童口腔溃疡的原因

1 外伤

凡烫伤、刺伤、误食腐蚀性的东西都会使口腔黏膜受伤，引发溃疡。

2 药物过敏

一些宝宝会因药物或感染而引起"多形性红斑疾病"，需要重视。

3 手足口病

好发于 5 岁以下幼儿，多发于唇、颊、舌、腭等处，手掌、足底、臀部皮肤上亦可出现，所以称为手足口病。

4 口疮

口腔黏膜有不明显的伤口或缺少维生素造成。初期口疮有灼烧感，接着会发红，并形成许多小溃疡。

饮食指导

1 补充卵磷脂。长期不吃蛋黄会导致口腔溃疡。优质蛋白是修复口腔溃疡的必需营养素。

2 让孩子养成均衡饮食，多喝白开水和食用蔬菜、水果的习惯，避免因维生素摄取不足导致口腔溃疡。

3 避免给孩子喂食刺激性的食物，可改食软质食物；注意补充水分，以免身体水分不足造成排便不顺等问题。同时要注意食物中的酸，以免再度刺激伤口引起疼痛。

生活小贴士

儿童一般对药物比较敏感，最好给宝宝准备一些液体药品，像二黄口疮清之类的，最好不要去打针，因为口腔溃疡是一种常见的口腔疾病，具有周期性和反复性，打针会造成宝宝对药物的依赖性，自身的抵抗力和免疫力都会有所下降。

食物宜忌

口腔溃疡患儿宜食清热解毒、富含维生素的新鲜食物，同时应注意做得清爽柔软，方便孩子食用。

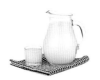

牛奶

牛奶富含多种矿物质、维生素 B_2、维生素 C、蛋白质等营养素。

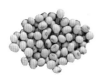

大豆

大豆富含优质蛋白质，有助于提高免疫力，加快溃疡愈合，是补充维生素 B_2 的好食物，可预防口腔溃疡。

橙子

橙子富含多种维生素与矿物质，是补充维生素 C 的好水果。

胡萝卜

胡萝卜富含维生素 B_1、B_2，胡萝卜素，维生素 A 等多种营养成分，素有"小人参"之称，可做成泥和粥，适宜口腔溃疡患儿食用。

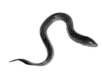

鳝鱼

鳝鱼富含蛋白质，维生素 B_1、B_2，维生素 C 及多种矿物质，营养价值高。可做汤、清蒸或煮粥食用。

动物肝脏

猪肝、牛肝等含有多种矿物质和维生素，富含维生素 B_2。补充充足的维生素 B_2 可预防口腔溃疡发生，还能促进溃疡愈合，维护黏膜的完整性。

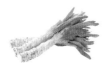

莴笋

莴笋富含粗纤维，性凉质寒，有保持大便通畅、引火下行的作用。

患口腔溃疡的儿童不宜吃辛辣、酸咸、燥热、坚硬的食物，不宜喝可乐等饮料。

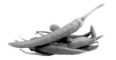 **辣椒**
性热，辛辣，刺激神经，增加疼痛感，不利于溃疡面愈合。

  洋葱
性辛温，热病患儿应不宜食用。痊愈后再吃，如果经常出现口腔溃疡，考虑是阴虚体质，平时也应少吃。

  油炸食品
影响消化功能，影响正常饮食，经常食用容易导致维生素缺乏。

  桂皮
味辛甘、性热，可加重溃疡症状。

  坚果
坚硬的食物容易在溃面产生摩擦，加重病情，故忌吃粗糙坚硬的食物。

  研磨后的食物
面包末、面包糠等，研磨后的食物，容易黏附在溃面，影响溃面的愈合。

  高烫食物
开水或滚烫的汤并不能杀灭溃疡面的细菌，反而会造成刺激。待食物冷却到室温后再进食是最好的选择。

栀子莲芯甘草茶

◎ **原料：** 栀子8克，甘草15克，莲子芯2克。

◎ **做法：**

1. 砂锅中注入适量清水烧开。
2. 倒入洗好的栀子、甘草、莲子芯。
3. 盖上盖，小火煮15分钟，至其析出有效成分。
4. 揭开盖子，把煮好的药茶盛出，滤入茶杯中。
5. 静置一会儿，待其稍凉后即可饮用。

Tips: 莲子芯能清心火、除烦热；栀子能清三焦之火；甘草能清热解毒和缓急止痛。此品有清心泻火的功效，用于因心火导致的口疮。

香菇蒸蛋羹

◎ **原料：** 鸡蛋2个，香菇50克，葱花少许。

◎ **调料：** 盐、鸡粉各3克，生粉10克，料酒3毫升，生抽5毫升，芝麻油、食用油各适量。

◎ **做法：**

1. 锅中注水烧开，放入盐、食用油、料酒、鸡粉和切好的香菇，焯煮一会儿捞出待用。
2. 鸡蛋打碗中，加盐、清水和芝麻油拌匀，制成蛋液。
3. 香菇加生抽、盐、鸡粉、芝麻油等制成酱料。
4. 蒸锅上火烧开，放入蛋液，加盖用小火蒸10分钟，放上酱料。中火再蒸5分钟，取出撒上葱花即可。

Tips: 鸡蛋含锌，所以蒸蛋羹也非常适合口腔溃疡的人食用，经常吃还能预防和治疗口腔溃疡。

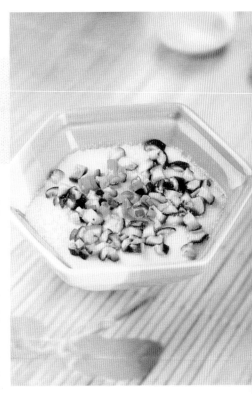

痤疮

痤疮是最常见的皮肤病之一，又叫青春痘、粉刺、毛囊炎等，多发于面部。

症状说明

痤疮是毛囊皮脂腺单位的一种慢性炎症性皮肤病。它不仅仅发生在青春期，很多婴幼儿、学龄前儿童和青春期前期儿童都会患痤疮。而临床表现以好发于面部的粉刺、丘疹、脓疱、结节等多形性皮损为特点。

致病原因

1. 婴儿痤疮的病因不清，有些患儿伴有黄体生成素、尿促卵泡素和睾酮水平升高。因此，婴儿痤疮可能与下丘脑功能的异常有关。

2. 学龄前儿童痤疮多发生于 1~7 岁之间，极其少见，应注意患者是否有高雄激素血症。可能是由先天性肾上腺增生、性腺或肾上腺肿瘤、青春期提前等造成。

3. 痤疮多发在青春期，一般在 10~19 岁。可能会有一些遗传因素，父母有重度痤疮的病史，孩子到了青春期发生痤疮会比较严重。现在孩子八九岁就开始长痤疮，即青春期前期，除明显的遗传因素外，大多由于日常饮食营养太好，肾上腺功能和睾丸及卵巢功能提前成熟，导致青春期特征出现，青春期前易发生痤疮。

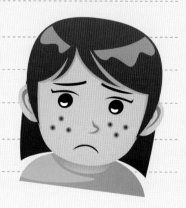

痤疮一定要好好护理，因为护理不好将会留下永久性的疤痕、痘印等，孩子长大后就影响美观，可能会产生自卑情绪。因此，父母需要在饮食和生活方面替孩子把关，养成良好的生活习惯，饮食清淡、营养均衡，让痘痘烦恼远离孩子。

日常护理

1 不要熬夜，每天保证 8~10 小时睡眠。

2 保持情绪平和，减轻压力。

3 不能用手抠，一抠就会造成皮肤损伤、流血，留下疤痕，且流出来的液体很容易造成局部感染。

4 减少对着电脑的时间，多做一些大幅度运动，促使体内的废物及时排出体外，使皮肤保持毛孔通畅，运动后及时加以清洗。

5 注意皮肤清洁，年纪小的孩子不宜用洗面奶，最好用温水洗脸。

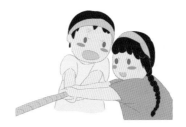

饮食指南

1 多吃富含锌、维生素 A、维生素 B_2 和维生素 B_6 的食物，如绿叶蔬菜、奶类、蛋类、瘦肉等。

2 不要吃腥发之物，否则易过敏，进而加重痤疮病情，使皮脂腺的慢性炎症扩大而难以祛除。

3 不能吃辛辣的刺激性食物。这类食品性热，生痤疮者本属内热，再食这类食品无疑是火上浇油。

4 不能吃补品。虽然痤疮患者需要补充营养，但是不要盲目地进行补充，因为补药大多为热性之品，补后更易诱发痤疮。

5 不要吃高糖食品。痤疮患者如摄入太多糖类，新陈代谢会立刻加快，诱发皮脂腺分泌旺盛，从而使痤疮连续不断地出现。

6 禁忌高脂饮食。脂肪越多，体内产生的热量就会增加，内热加重，那么痤疮自然会发生。

食物宜忌

患痤疮的儿童宜食用清热、利湿、排毒的食物，富含维生素的清淡饮食和富含锌的食物。

牛奶

牛奶富含多种矿物质、多种维生素和锌等营养物质。牛奶中的锌能使伤口更快愈合；维生素 A 可以防止皮肤干燥及暗沉；维生素 B_2 可以促进皮肤的新陈代谢，对痤疮造成的皮肤损害有很好的疗效，使皮肤恢复光滑、白皙。

金针菇

金针菇富含维生素 A，可调整上皮细胞的代谢，有益于上皮细胞的增生，对毛囊角化有调节作用，还能调节皮肤汗腺功能，减少酸性代谢产物，对抗表皮侵袭，有利于痤疮患者的康复。

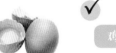

鸡蛋

鸡蛋含有锌，有控制皮脂腺分泌、减轻细胞脱落与角化的作用。

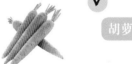

胡萝卜

胡萝卜富含维生素 B 族、胡萝卜素、维生素 A 等多种营养成分。维生素 B_6 参与不饱和脂肪酸代谢，这对痤疮的防治大有益处。

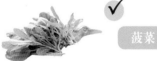

菠菜

菠菜富含蛋白质、维生素 B_1、维生素 B_2、维生素 C 及多种矿物质，营养价值高，可以清洁毛孔，对痤疮造成的皮肤粗糙、过敏等症状有较好的疗效。

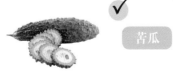

苦瓜

苦瓜性凉，含丰富的维生素 B_1、维生素 C 及矿物质，有清热解毒、生津润燥的作用，长期食用，能保持精力旺盛，对治疗痤疮有益处。

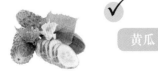

黄瓜

黄瓜富含蛋白质、糖类、维生素 B_2、维生素 C、维生素 E、胡萝卜素、钙、铁等营养成分。

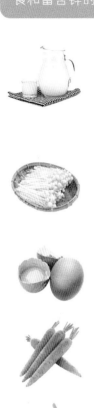

患痤疮的儿童不宜吃辛辣、高脂、高糖、腥发和大补类的食物，这些食物都会加重病情。

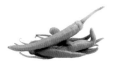

辣椒　辣椒性热，辛辣，会强烈刺激胃，促使痤疮生长。

洋葱　洋葱性辛温，有刺激性，可加重患者体内的火气，加重痤疮症状。

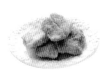

油炸食品　油炸类食品可刺激皮脂腺肥大、增生，分泌大量皮脂，诱发痤疮。

奶油　高脂类食物能产生大量热能，使内热加重，使痤疮病情恶化。

巧克力　类似巧克力和冰激凌这种高糖食品，会使机体新陈代谢旺盛，皮脂腺分泌增多，从而使痤疮连续不断地出现。

大蒜　辛香、辛辣、刺激之物大都性热，服食这类食物会加重痤疮的爆发，并加快爆发的频率。

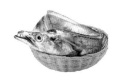

带鱼　带鱼属于腥发之物，常吃可引起机体过敏，导致痤疮加重，常使皮脂腺的慢性炎症扩大而难以祛除。

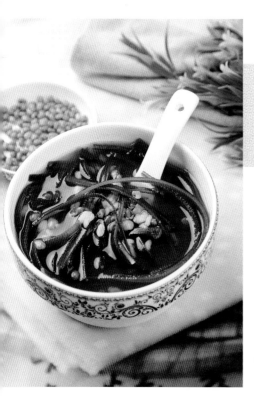

海带绿豆汤

◎ **原料：** 海带 70 克，水发绿豆 80 克。

◎ **调料：** 冰糖 50 克。

◎ **做法：**

1. 海带洗净切成小块。

2. 锅中注水烧开，倒入洗净的绿豆。加盖烧开后用小火煮 30 分钟，至绿豆熟软。

3. 倒入切好的海带和冰糖，加盖用小火续煮 10 分钟，至全部食材熟透，搅拌片刻。

4. 盛出汤料，装入碗中即可。

 Tips: 绿豆是公认的消暑食品，有很好的清热解毒、防暑降压功效。海带有良好的利尿作用，是理想的排毒养颜食物。

黄瓜芹菜雪梨汁

◎ **原料：** 雪梨 120 克，黄瓜 100 克，芹菜 60 克。

◎ **做法：**

1. 雪梨去核去皮切小块，黄瓜洗好切丁，芹菜洗净切段。

2. 取榨汁机，选择搅拌刀座组合，倒入切好的材料。

3. 加适量矿泉水，盖上盖，通电后选择"榨汁"功能。

4. 搅拌一会儿，至材料榨出汁水。

5. 断电后倒出拌好的汁，装入杯中即成。

 Tips: 本品有清热、润肤功效，适用于痤疮的辅助治疗。

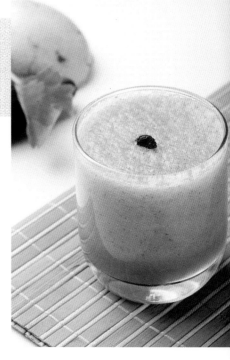

Basic 13 疳积

疳积又称食滞、食积。疳积是以神萎、面黄肌瘦、毛发焦枯、肚大筋露、纳呆便溏为主要表现的儿科病征。多见于1~5岁儿童。

症状说明

小儿一旦患有此病，会影响营养的吸收，造成生长发育不良，严重者会合并其他症，导致死亡。所以，小儿患疳积应尽快治疗，显得格外重要。

症状表现

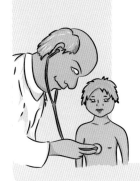

积滞伤脾

形体消瘦，体重不增，腹部胀满，纳食不香，精神不振，夜眠不安，大便不调，常有恶臭，舌苔厚腻。

气血两亏

面色萎黄或苍白，毛发枯黄稀疏，骨瘦如柴，精神萎靡或烦躁，睡卧不宁，啼声低小，四肢不温，发育障碍，腹部凹陷，大便溏泄，舌淡苔薄，指纹色淡。

致病原因

1 儿童疳积多由偏食、营养摄入不足、喂养不当、消化吸收不良所致。儿童的机体生理功能尚未完善，生长发育迅速，而家长怕儿童吃不饱，不断喂食，因此儿童易出现消化功能紊乱，导致脾气虚损而发生疳积。

2 某些慢性疾病和感染虫症也常为本病的原因。腹内有寄生虫也可引起疳积。

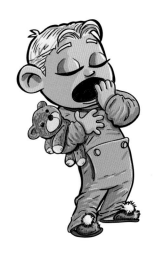

为防止儿童疳积，日常生活的饮食一定要多加注意。因为父母很容易喂养不当，导致孩子病情加重，所以，可以学一点儿按摩的手法，帮助孩子来消化积食，非常有效果哦！

饮食指导

1 忌食刺激性食物

忌食一切辛辣、炙烤、油炸、爆炒类食物，以免助湿生热；忌食生冷瓜果、性寒滋腻等损害脾胃、难以消化的食物；忌食一切变味、变质、不洁的食物。

2 饮食要规律

婴儿时期用母乳喂养，孩子断奶后应及时添加辅食。1~3岁时，每天的食品要多样，选择细、软、烂的食物，纠正不良的饮食习惯，如贪吃零食、挑食等。

3 加强营养

宜多食鱼、肉、鸡、蛋等高蛋白饮食，还要做到加工至烂熟，以便容易消化。

日常护理

1 喂养方面应遵循先稀后干、先素后荤、先少后多、先软后硬的原则。

2 必要时应中西结合治疗，特别是对原发病、消耗性疾病的治疗。

3 按摩是辅助治疗疳积的重要手段。按摩手法要轻柔，也可以涂抹润肤油，减轻儿童的不适感。在按摩期间可配合服用中成药，如化食丸。对皮肤有湿疹、破损和正在发热的儿童，一定要暂停按摩推拿。

扫我看视频！

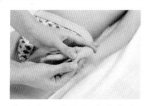

推脾土：脾土穴在大拇指的螺纹面，妈妈可用拇指治顺时针方向旋转按摩，每天1次，每次200下。

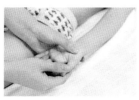

揉板门：板门在大鱼际隆起处，妈妈可用拇指沿顺时针给宝宝揉推，每天1次，每次50下。

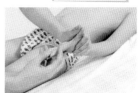

清大肠经：大肠经在食指外侧缘，自食指尖至虎口成直线。从食指尖直线推动向虎口，每天1次，每次200下。

食物宜忌

疳积儿童宜食用健脾助消化的食物和益气养胃的食品，补充维生素和矿物质。

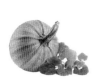
南瓜 南瓜含锌元素，能帮助维持机体正常运转，提高机体免疫力，避免孩子因缺锌而出现食欲不振、腹部肿胀、生长发育缓慢等疳积症状。

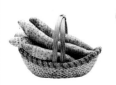
山药 山药含有丰富的蛋白质以及淀粉等营养成分，可帮助改善疳积患儿身体消瘦、食欲不振等症状。

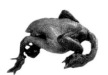
乌鸡 乌鸡富含具有极高滋补药用价值的黑色素，是低脂肪、低糖、高蛋白的食物，能帮助改善小儿疳积、营养不良、面黄肌瘦、身体消瘦等症状。

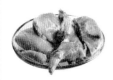
兔肉 兔肉是低脂肪、低胆固醇、低热量的"三低食品"，而且结缔组织少，肉质细嫩易消化，可滋养疳积患儿受损的脾胃，补充营养。

猪肉 猪肉性味甘咸平，含有丰富的蛋白质和碳水化合物等，有补虚强身、滋阴润燥的功效，可以改善营养摄入不足导致的疳积。

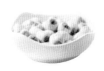
莲子 莲子含有的生物碱，具有很好的强心作用，能稳定心神，改善疳积患儿烦躁爱哭、睡眠不安的症状。

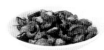
山楂 山楂能增强胃中蛋白酶的活性，促进消化，其所含的脂肪酶亦能促进脂肪消化，常用于健脾胃、消积食，非常适合疳积患儿食用。

疳积儿童忌吃生冷、油腻、咸寒等难以消化的食物，否则会引起食欲不振、消化不良，加重病情，造成孩子消瘦、发育迟缓。

螃蟹

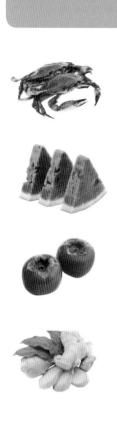

螃蟹性寒，肠胃功能较弱的疳积患儿应少食或忌食，否则容易引起饭后胃痛、腹泻、呕吐等症状。

西瓜

西瓜性大凉，虽能起到清理胃火的作用，但过多食用容易刺激脾胃，造成负面影响，不利于疳积患儿。

柿子

柿子性大凉，过多食用容易使腹部疼痛，造成脾胃不适，加重小儿疳积症状，因此不宜食用。

生姜

生姜含有刺激性，食用后会助热生痰，使肠胃受刺激，从而加重疳积患儿消化不良等症状，故不宜食用。

油条

油条经油炸而成，食用后助热上火，会加重疳积患儿腹胀腹痛、消化不良等症状，因此不宜食用。

羊肉

疳积患儿脾胃受损，消化吸收力弱，羊肉性属温热助阳食物，过多食用易助湿生热，难以消化，因此不应食用。

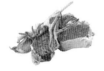

冷饮

孩子夏日都喜欢冷饮、冷食，但这些是最伤肠胃的，会造成脾胃虚寒、脾胃不和，加重病情。

大麦红糖粥

◎ **原料：** 大麦渣 350 克，红糖 20 克，清水适量。

◎ **做法：**

1. 砂锅注水，倒入大麦渣，拌匀。
2. 加盖，大火煮开后转小火续煮 30 分钟至熟软。
3. 揭盖，倒入红糖。
4. 用中火，搅拌至溶化。
5. 关火后盛出煮好的粥，装碗即可。

 Tips: 适用于面黄肌瘦、乏力少食、脾胃虚弱的儿童，可治小儿疳症。

合欢山药炖鲫鱼

◎ **原料：** 鲫鱼 300 克，山药 80 克，干山楂 30 克，合欢皮 20 克，姜片 20 克。

◎ **调料：** 盐 3 克，鸡粉 3 克，胡椒粉适量。

◎ **做法：**

1. 山药洗好去皮切成片，鲫鱼处理好，备用。
2. 用油起锅，放入鲫鱼煎至两面焦黄色，捞出备用。
3. 锅中注水烧开，加洗净的干山楂、合欢皮和山药片，放入煎好的鲫鱼，加盖烧开后用小火煮至熟。
4. 放入盐、鸡粉，加盖用小火续煮 5 分钟，加适量胡椒粉搅匀，盛出即可。

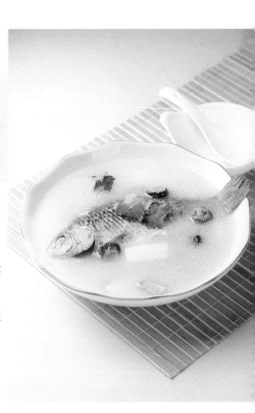

 Tips: 本品有促进消化、健脾和胃、增强体质的作用，适合疳积患儿食用。

水痘

Basic 14

水痘是由水痘带状疱疹病毒初次感染引起的急性传染病，主要以发热及呈成批出现周身性红色斑丘疹、疱疹、痂疹为特征。

症状说明

起病急，潜伏期后一般没有前驱期症状，开始即见皮疹。在发病当日或第二日出现红色斑丘疹，数小时后很快变为水疱疹，直径0.3~0.8毫米水滴状小水疱，周围有红晕。少数体质虚弱或免疫缺陷的患儿，呈现重型。

传染率很高，冬春两季多发，易感儿发病率可达95%以上，以婴幼儿、学龄前、学龄期儿童发病较多。该病为自限性疾病，病后可获得终身免疫，也可在多年后感染复发而出现带状疱疹。

致病原因

水痘主要是由空气飞沫经呼吸道和直接接触疱疹的泡浆传染而引起的，传染性很强，在集体小儿机构中易感者接触后80%~90%发病，以婴幼儿和学龄前、学龄期儿童发病较多，6个月以下的婴儿较少见。孕妇患水痘时可感染胎儿，形成胎儿水痘综合征。

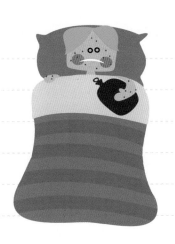

生活小贴士

水痘潜伏期为7~17日。通常无前驱期症状，皮疹和全身症状多同时出现。水痘结痂后，经1~2周脱落，有的痂疹愈合后，在正常皮肤上又有新的皮疹出现，故在病程中可见各期皮疹同时存在。

水痘发病急，传染性强，且患儿多为幼儿，护理困难较大，要加倍注意和小心。饮食方面一定要多补充水分和粗纤维食物，忌油腻、辛辣和热性食物。护理方面要细心周到，不让孩子出去与他人接触，注意清洁卫生和止痒。

饮食指导

1 适当补充水分

孩子出水痘期间，因发热可出现大便干燥现象，需补充足够水分，多吃新鲜水果及蔬菜。

2 多吃粗纤维食物

多吃些含有较多纤维素的蔬菜，可帮助清除患儿体内积热，使其大便畅通。

3 忌油腻食物

油煎、油炸食品，如巧果、麻花、炸猪排、炸牛排、炸鸡等，油腻碍胃，难以消化，会增加胃肠的负担。

4 忌热性食品

水痘的治疗应以清热解毒为主，故食物中属热性的不可服用，如狗肉、羊肉、鹿肉、蚕豆、蒜苗、韭菜、龙眼、荔枝、大枣等。

日常护理

1 保持室内通风

保持空气流通也有杀灭空气中病毒的作用，平时让房间尽可能被阳光照射，注意开窗通风，但同时要注意防止患者受凉。

2 注意消毒与清洁

对接触水痘疱疹的衣服、被褥、毛巾、敷料、玩具、餐具等，应分别采取洗、晒、烫、煮等手段消毒，不与健康人公用，同时勤换衣被，保持皮肤清洁。

3 注意止痒，不要让孩子抓挠

孩子可能会因为长水痘很痒而不停地抓挠。家长一定要注意制止，及时抹上止痒的药膏。因为抓破皮肤会引起感染，并留下疤痕。

4 给孩子剪指甲

要给孩子勤剪指甲，以免抓破伤口而感染。婴儿可以戴上小手套。

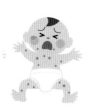

食物宜忌

水痘患儿宜食清热解毒、疏风祛湿的食物，如绿豆、金银花、菠菜、葡萄、橘子类等。

绿豆性凉，味甘，能清热解毒、利水消肿，对水痘引起的皮肤红肿、瘙痒、发脓等有较好的食疗功效。

黄瓜含有较多的维生素C，能起到抗菌消炎的作用，有助于皮肤的恢复，水痘患儿可多食用。

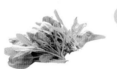

菠菜含有大量的植物粗纤维，具有促进肠胃蠕动的作用，帮助排便；同时，菠菜能燥湿化痰、理气止咳，适合有肺炎、感冒等并发症的水痘患儿食用。

绿豆芽的营养价值很高，具有清热解毒、利尿消肿的功效，非常适合水痘患儿。

苋菜具有清热解毒、抗菌、消炎、消肿的功效，能有效改善水痘引起的皮肤红肿、瘙痒等症状，适合水痘患儿食用。

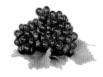

葡萄所含的酒石酸能助消化，适量食用能和胃健脾、利尿通淋，对发热引起的食欲减退、消化不良有较好的调养作用。

金橘的营养丰富，能起到行气解郁、消食化痰、消炎杀菌的作用，小儿水痘患者适宜食用。

患水痘的儿童不宜吃性寒生冷、辛辣、酸咸、燥热、难消化的食物。

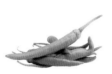
辣椒

辣椒是刺激性食物，会刺激毛囊，导致皮肤油腻，不利于水痘的痊愈。

大蒜

大蒜中所含的大蒜精油有很强的刺激性，会刺激皮肤，加重皮肤红肿、发脓、瘙痒等症状，还有可能引发其他皮疹，故水痘患儿忌吃。

狗肉

狗肉是温补食品，而水痘是外感病毒引起的，宜泻不宜补，故水痘患儿应忌吃狗肉。

油炸食品

儿童出水痘时饮食应保持清淡，而油炸食品含热量非常高，且食物经过高温油炸后会丧失原有的营养成分，故水痘患儿应忌吃。

桂皮

桂皮性大热、味辛甘，属纯阳植物，是常用的辛辣刺激性调味佐料，有补火壮阳、燥热伤阴之弊。因此，小儿出水痘期间不宜以此为调味佐料。

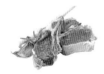
羊肉

羊肉性温热，能益气补虚，水痘患儿不宜食用。

韭菜

韭菜在肠胃里会产生大量的气体，容易导致水痘患儿腹胀，加上水痘患儿因发热可能会出现大便干燥的情况，食用韭菜会出现腹胀、腹痛、便秘等症状。

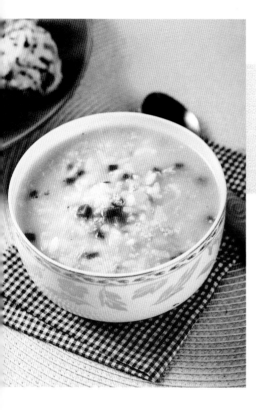

胡萝卜瘦肉粥

◎ **原料：** 水发大米 70 克，瘦肉 45 克，胡萝卜 25 克，洋葱 15 克，西芹 20 克。

◎ **调料：** 盐、鸡粉各 1 克，胡椒粉 2 克，芝麻油适量。

◎ **做法：**

1. 洋葱洗净，胡萝卜和西芹切粒，瘦肉剁成肉末。

2. 砂锅注水烧开，倒入洗净的大米，加盖烧开后转小火煮至熟软。加瘦肉末煮至变色，再倒入西芹、胡萝卜、洋葱，煮至断生。

3. 加入鸡粉、盐、胡椒粉和芝麻油搅匀调味即可。

Tips: 胡萝卜含有胡萝卜素、维生素C、钙、磷、铁等成分，具有增强免疫力、健脾消食等功效，适合水痘患儿食用。

菠菜牛蒡沙拉

◎ **原料：** 菠菜 75 克，牛蒡 85 克。

◎ **调料：** 盐少许，生抽 5 毫升，沙拉酱、橄榄油各适量。

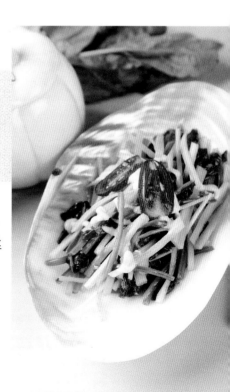

◎ **做法：**

1. 牛蒡去皮洗净切细丝，菠菜洗好去根部，切长段。

2. 锅中注水烧开，分别放入牛蒡丝和菠菜，牛蒡丝煮至断生，菠菜煮软，然后捞出沥干，待用。

3. 取一大碗，倒入牛蒡丝、菠菜段，加入少许盐、适量生抽、橄榄油，搅拌至食材入味。

4. 另取盘，盛入拌好的材料，挤上少许沙拉酱即成。

Tips: 这道菜品有促进肠胃蠕动、帮助排便、化痰止咳的作用，适合有肺炎、感冒等并发症的水痘患儿食用。

红豆汤

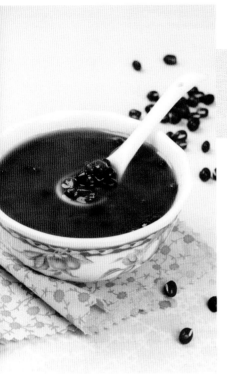

◎ 原料：水发红豆 150 克。

◎ 调料：冰糖 20 克。

◎ 做法：

1. 砂锅中注入清水烧开，倒入洗净的红豆。

2. 盖上盖，烧开后用小火煮约 60 分钟，至食材熟透。

3. 揭盖，撒上适量的冰糖，搅拌匀，用中火略煮，至糖分溶化。

4. 关火后盛出煮好的红豆汤，装在碗中即成。

Tips: 本品可疏风解表、清热解毒，适宜水痘轻症患儿食用。

绿豆粳米粥

◎ 原料：水发粳米 120 克，水发绿豆 50 克。

◎ 调料：冰糖 15 克。

◎ 做法：

1. 锅中注入适量清水烧开，倒入洗净的绿豆。

2. 盖上盖，烧开后转小火煮约 40 分钟，至食材变软。

3. 揭盖，倒入备好的粳米，拌匀、搅散。

4. 再盖上盖，用小火煮约 30 分钟，至食材熟透。

5. 揭盖，倒入适量的冰糖，拌匀，煮至溶化。

6. 关火后盛出煮熟的粳米粥，装在小碗中即可。

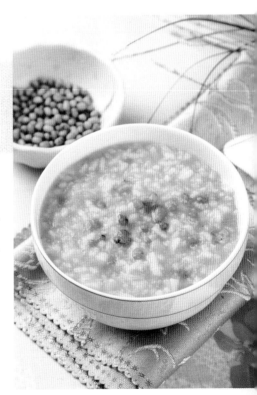

Tips: 本品清热解毒，适宜缓解水痘引起的瘙痒等症状。

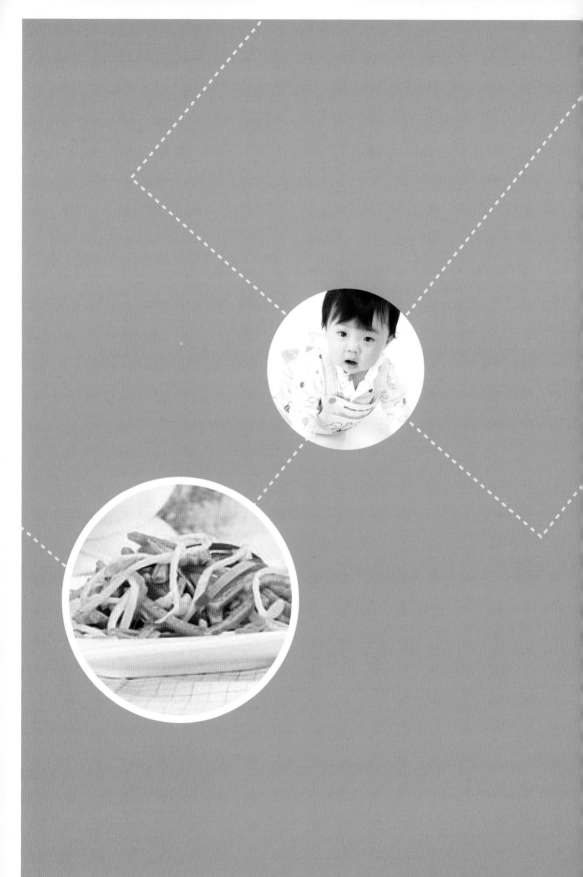

Chapter

5

儿童不同时期
所需营养及饮食禁忌

儿童出生后，生长发育非常迅速。每天，每个月，身体各器官都在发生着巨大的变化。因此，给孩子们补充营养也应该有针对性，针对儿童不同时期的生长发育特点，进行科学合理的补充，让孩子能够健康地成长。

胎儿的
营养需求及饮食禁忌

胎儿生活在母亲的子宫内，他所需要的氧气和养料全都靠母体供给。胎盘、脐带、胎膜、羊水等胎儿附属物把胎儿与母体联结在一起，因此要保证胎儿的营养，就必须首先保证母亲的营养。

营养需求

孕妇吸收的营养除了要维持自身的需要外，还要供给胎儿成长发育所必需的养分，因此必须适当增加食物的种类和数量，才能满足两个人的需要。孕期营养不良会给母体及胎儿带来一系列影响，使胎儿发育迟缓，甚至导致畸形。

第1个月　叶酸

作用 防止胎儿神经器官缺陷

妊娠早期是胎儿神经器官发育的关键，故早期补充叶酸尤为重要。除食补外，还可口服叶酸片来保证每日所需的叶酸。

第2个月　维生素C、维生素B_6

作用 缓解牙龈出血，抑制妊娠呕吐

有些准妈妈会有牙龈会出血的情况，适量补充维生素C能缓解此现象，预防牙齿疾病。多吃新鲜的水果、蔬菜即可。有孕吐困扰的准妈妈每天吃1~2勺富含维生素B_6的麦芽糖，可抑制妊娠呕吐。

第3个月　镁、维生素A

作用 促进胎宝宝生长发育

胎儿发育的整个过程都需要维生素A，它能保证胎儿皮肤、胃肠道和肺部的健康。头3个月，孕妈妈一定要供应充足的维生素A。

第4个月　锌

作用 防止胎宝宝发育不良

准妈妈需要增加锌的摄入量。妈妈缺锌会影响胎宝宝的生长，使胎儿的脑、心脏等重要器官发育不良；还会造成准妈妈味觉、嗅觉异常，食欲减退，消化和吸收功能不良，势必造成胎儿宫内发育迟缓。

第 5 个月　维生素 D、钙　　作用　促进胎宝宝骨骼和牙齿的发育

这个月开始胎儿的骨骼和牙齿生长特别快，是迅速钙化的时期，对钙质的需求剧增，因此应每天服用钙剂。单纯补钙还是不够的，维生素 D 可以促进钙的有效吸收。食补、适当晒晒太阳均可。

第 6 个月　铁　　作用　防止缺铁性贫血

此时准妈妈和胎儿的营养需要量都在猛增。许多准妈妈开始出现贫血症状，因此要注意铁元素的摄入。为避免发生缺铁性贫血，还应该注意膳食的调配，有意识地吃一些含铁质丰富的食物。

第 7 个月　"脑黄金"　　作用　保证大脑和视网膜的正常发育

DHA、EPA 和脑磷脂、卵磷脂等物质合在一起，被称为"脑黄金"。"脑黄金"对于怀孕 7 个月的孕妇来说具有双重的意义。首先能预防早产，防止胎儿发育迟缓。其次，此时的胎儿神经系统逐渐完善，全身组织尤其是大脑细胞发育速度比孕早期明显加快，而足够的"脑黄金"摄入能保证胎儿大脑和视网膜的正常发育。

第 8 个月　碳水化合物　　作用　维持身体热量需求

胎儿开始在肝脏和皮下储存糖原及脂肪。此时碳水化合物摄入不足，将造成蛋白质缺乏或酮症酸中毒，所以应保证热量的供给，增加主粮的摄入，如大米、面粉等。一般来说，准妈妈每天平均需要进食 400 克左右的谷类食品。

第 9 个月　膳食纤维　　作用　防止便秘，促进肠道蠕动

孕后期，逐渐增大的胎儿给准妈妈带来负担，很容易便秘。便秘会引起内外痔。孕妈妈应注意摄取足量的膳食纤维，以促进肠道蠕动。孕妈妈还应适当进行户外运动，并养成每日定时排便的习惯。

第 10 个月　硫胺素（维生素 B_1）　　作用　避免产程延长、分娩困难

最后一个月需补充各类维生素和铁、钙、水溶性维生素，尤其以硫胺素最为重要。若硫胺素不足，易引起准妈妈呕吐、倦怠、体乏，还可导致分娩时产程延长，分娩困难。

孕妇日常护理

1 工作及生活环境

孕妇所接触的工作环境及劳动过程中存在诸多因素，会对胎儿发育有影响。比如胎儿神经系统对铅敏感，铅可造成胎儿脑和中枢神经系统的缺陷，可使孕妇发生中毒。生活中应远离辐射，多去户外接触大自然，呼吸新鲜空气，对胎儿的发育很有好处。

2 情绪心情

孕期情绪稳定、心情愉快对胎儿的健康发育将起良好的作用。因为精神刺激可使大脑皮层与内脏的平衡关系失调、内分泌失调，引起肾上腺皮质激素增加，使孕妇子宫活动性降低，血流量减少，胎儿供氧不足，易使胎盘早期剥离。而且肾上腺素对胎儿的作用时间比母体本身长，孕妇的紧张情绪过后，母体的应激状态即开始缓和，但对胎儿的影响还在继续。

3 衣着

孕妇的衣服要注意保暖，而且要宽松。如果穿得太紧，会勒到妈妈，而且宝宝也会很不舒服，甚至影响胎儿的生长发育。

4 运动

妊娠期并非禁止一切运动，适量适当的活动有助于新陈代谢。不能进行剧烈的运动，尤其是最好避免长途旅行舟车劳顿，以免车辆的震动引起流产或早产。

5 休息与睡眠

孕妇容易感到疲劳，因此睡眠和休息时间要充足。晚上要睡足8个小时，中午最好也能休息1小时左右。睡觉的姿势还是以自我感觉舒适为宜，但如果有特殊情况，如胎位不正而被医生建议采取特殊睡姿的，应遵医嘱。

6 定期检查

检查次数是根据胎儿发育的早、中、晚不同阶段的生理特点人为地规定的，以便能及时发现异常，有效控制疾病。

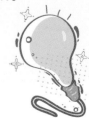

推荐食物

TOP 1 奶制品（牛奶、酸奶、奶酪）

奶制品富含蛋白质、维生素 D、钙等孕妇必需的营养，是孕妇饮食的首选。维生素 D 可以促进钙的有效吸收。

TOP 2 蔬菜（南瓜、芹菜、胡萝卜）

蔬菜的营养丰富，能补充孕妇和胎儿营养。南瓜含维生素 A 和镁，是孕早期的理想食物。芹菜含铁和维生素 C，是补铁的好食物，还含膳食纤维，可改善孕期便秘。

TOP 3 水果（猕猴桃、柑橘）

水果富含维生素和铁、锌、钙等矿物质。柑橘类富含柠檬酸、钙、磷等，味道酸甜，又营养。孕早期常吃猕猴桃，可以补充叶酸、胡萝卜素、维生素 C 和 E。

TOP 4 坚果类（核桃、杏仁、榛子）

坚果类富含蛋白质、脂肪和各类矿物质。富含天然亚油酸、亚麻酸的核桃、松子、葵花籽、杏仁、榛子、花生等坚果有补气养血、润肠、补脑的作用。

TOP 5 蛋类

蛋类含钙、蛋白质和维生素 D 等，能帮助孕妇补充钙质，促进胎儿骨骼和牙齿的发育。

TOP 6 贝壳类（牡蛎、赤贝）

贝类含有丰富的蛋白质、牛磺酸和多种矿物质，是孕妈妈补充锌的良品。同时，常吃这类产品还可以提高机体免疫力。

TOP 7 海鱼

海鱼含维生素 B_1，能帮助妈妈减少呕吐、倦怠、体乏的情况，帮助分娩。同时，海鱼含有钙、铁、锌等多种矿物质和维生素，是利于孕妈妈和胎儿的好食物。

推荐搭配组合

阿胶＋红糖＋糯米　　补血

奶酪＋鸡蛋＋西芹＋番茄　补钙

大蒜＋黑豆＋红糖　　消水肿

麦冬＋灯心＋西洋参　益气养阴除烦

饮食禁忌

1 冷饮

怀孕后胃肠功能减弱，食入较多冷饮会使胃肠血管突然收缩，胃液分泌减少消化功能减弱，出现腹泻、腹痛等症状。医学研究表明，孕妇吃过多的冷饮胎儿会躁动不安。

2 菠菜

菠菜一直被当作孕期预防贫血的佳蔬。其实，菠菜含铁量并不高，且含大量草酸，草酸可影响锌、钙的吸收。孕妇过多食用，会使体内钙、锌的含量减少，影响胎儿的生长发育。

3 山楂

孕妇较喜欢吃酸，山楂便成了首选果品。但山楂对子宫有兴奋作用，孕妇过量食用会使子宫收缩，有引起流产的可能，故要少吃或不吃。

4 酒或含有酒精的食品

如果孕妇每天饮酒两次以上，胎儿就有10%的概率罹患"胎儿酒精综合征"，会导致腭裂、兔唇、肢体发育异常或智力低下等症。

5 烟

孕期吸烟易造成胎盘剥离、妊娠出血、早期破水、胎儿出生体重不足，甚至流产。吸烟的妈妈，孩子易患先天畸形、腭裂和兔唇等症状。

6 热性香料

孕妇吃热性香料易消耗肠道水分，使胃肠腺体分泌减少，造成肠道干燥、便秘。便秘后孕妇必然用力屏气解便，使腹压增加，压迫子宫内的胎儿，易造成胎动不安、早产等后果。

7 油条

油条制作常加入一种含铝的化合物明矾。一般500克炸油条用的面粉中含15克明矾，若孕妇每天吃1~2根，蓄积起来明矾摄入量相当惊人。铝可通过胎盘进入胎儿的大脑，影响大脑发育，增加痴呆儿的发生率。

注意 很多妈妈担心胎儿的维生素不足，影响其生长发育而过量补充，这样也会影响胎儿的健康。

▶ 维生素 A：服用过量可能会导致胎儿骨骼畸形、泌尿生殖系统缺陷。

▶ 维生素 C：长期大量服用，可能导致流产。

▶ 维生素 D：过多食用会影响胎儿的大动脉和牙齿发育。

▶ 维生素 E：服用过量会影响胎儿的大脑发育。

Basic 02
0~1 岁儿童的
营养需求及饮食禁忌

　　0~1 岁属于婴儿期，这是儿童生长发育最为迅速的时期。由于生长发育快，对能量和蛋白质的需要特别高，若供给不足，容易发生营养不良和发育迟缓。而且婴儿的消化吸收功能尚未发育完善，若喂养不合理，也易发生消化不良和营养紊乱。同时，婴儿从母体得到的免疫力也逐渐消失，若护理不当，极容易患感染性疾病。

　　为了保证宝宝快速的生长发育顺利展开，健康状况合乎理想，提高宝宝的抗病能力，就需要保证各种营养的供给充足、全面合理，创造良好的生活环境，有高标准的家庭保健护理。

营养喂养方法

　　对于 0~1 岁的宝宝来说，母乳是最好的食物，母乳含有宝宝所需的一切营养，因此在此期间，宝宝补充营养以母乳为主，循序渐进地添加辅食直至断乳。

0~3 个月　母乳喂养为主

　　母乳的质和量能根据宝宝的身体需要自动调整。在婴儿免疫系统较弱的时候，母乳为宝宝打下第一剂"预防针"。

　　出生 1 个月的新生儿一般 2~3 小时喂一次奶，以喂饱为止。1 个月后，宝宝对奶的需求量增加，每 3 个小时喂一次，一日喂 7 次。若奶水不足，可以用婴儿配方奶粉替代或混合喂养。2~3 个月的婴儿每 3.5 个小时喂一次奶，每日 6 次。另外，从满月起，每日应该给宝宝补充适量维生素 D_3，以促进钙、磷的吸收，每天 400 国际单位。

4~6 个月 尝试添加辅食

这个阶段的宝宝饮食仍以母乳或奶粉为主，辅食为试吃阶段，主要是流质、糊状食物，从 1~2 勺开始，逐渐添加。4 个月的宝宝以加水稀释的果蔬饮品为主，到 6 个月时 就可以给予未加稀释的果菜汁或泥。应选择性质温和的果蔬，如苹果、橙子、香蕉、梨等。也可尝试喂淀粉含量高的食物，如土豆、山药、红薯等。

1 岁以内的宝宝肠胃很娇弱，要特别注意容器的卫生和食材的新鲜。先选一种不易过敏的水果制成辅食，适应 3 天若没有不良反应再慢慢添加其他蔬果。若宝宝正在生病则不宜添加辅食。

7~9 个月 进一步添加辅食

这期间宝宝每天的吃奶量不变，约 500 毫升，分 3~4 次喂食。需进一步添加不同的辅食，应品种丰富、荤素搭配、营养均衡。

这时候的宝宝已经可以充分消化蛋白质，身体生长速度很快，需要摄入大量的钙，辅食中可添加一些富含蛋白质的食物，如豆制品和鱼类。同时，宝宝开始萌牙，可以逐步告别纯糊状的辅食，试吃细粒状辅食，训练咀嚼能力。长出小牙后，就可以和成人一样一日三餐，辅食可适当添加稍硬的面食、碎菜、肉末等。营养上要注意淀粉、蛋白质、脂肪和维生素含量的均衡。

10~12 个月 奶的比例逐渐下降

这个阶段的宝宝有了辅食作为过渡，已经可以试着断奶了。最好的断奶方法是逐渐进行的。在增加辅食的基础上，逐渐形成一日三餐为主，早、晚喝奶为辅的进餐习惯，白天用粥、面、荤素菜等不断代替母乳或奶粉，把辅食逐步转为主食。

这时候婴儿能吃的食物品种基本与成人相似，但对食品的质地和烹饪还是有特殊的要求，要求食物以碎、烂、软为主，将食物煮软煮烂。食物的品种应经常换，有利于增进食欲。多选新鲜绿叶菜和豆制品。鱼类要选肉多刺少的海鱼或淡水鱼。肉类宜买少骨少筋的，如鸡胸肉、猪腿肉等。随着可选择的辅食越来越多，如软饭、煮得烂一些的菜、水果、小肉肠、碎肉、面条、馄饨、小饺子、小蛋糕、蔬菜薄饼、燕麦片粥等，宝宝断奶就指日可待了。

母乳的营养价值

母乳营养成分全面、营养素比例适合小儿消化能力与需要，从出生至 4~6 个月最适宜，有利于婴儿的生长发育。

蛋白质

母乳中乳白蛋白占总蛋白的 70% 以上，与酪蛋白的比例为 2：1，牛奶的比例为 1：4.5。乳白蛋白可促进糖的合成，在胃中遇酸后形成的凝块小，利于消化。

氨基酸

母乳中含牛磺酸较牛乳多。牛磺酸与胆汁酸结合，在消化过程中起重要的作用，可以维持细胞的稳定性。

乳糖

母乳所含乳糖比牛、羊奶含量高，对婴儿脑发育有促进作用；所含的乙型乳糖可间接抑制大肠杆菌生长。而牛奶中是甲型乳糖，能间接促进大肠杆菌的生长。

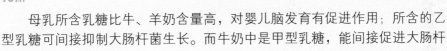

脂肪

母乳含多种消化酶，加上小儿吸吮乳汁时舌咽分泌的舌脂酶有助于脂肪的消化，故对缺乏胰脂酶的新生儿和早产儿更有利。母乳中的不饱和脂肪酸对婴儿脑和神经的发育也有益。

无机盐

母乳中钙、磷的比例为 2：1，易于吸收，对防治佝偻病有一定的作用。

微量元素

母乳中锌的吸收率可高达 59.2%，而牛奶仅为 42%。铁的吸收率为 45%~75%，而牛奶仅为 13%。母乳中还含有丰富的铜，对保护婴儿娇嫩的心血管有很大的作用。

维生素

母乳中维生素 A、E、C 的含量很高，而维生素 B 族、维生素 K、叶酸较少，但能满足婴儿的生理需要。

母乳喂养对宝宝和母亲的好处

虽然市面上已有很多婴儿配方奶粉，非常接近母乳成分，且仍在不断改良中，但母乳还是有一些不可替代的作用。

母乳能够保证婴儿完全代谢，促进智力发育，有利于钙的吸收，增强呼吸道和肠道的抗病能力，增强母婴感情，让婴儿患病少，减少细菌感染。

喂母乳可让妈妈自然避孕、帮助子宫复原、培养亲子关系等。

推荐食物

 TOP 1 婴儿米粉

宝宝第一次辅食应为婴儿米粉。因为婴儿米粉强化了铁、锌、维生素等，又不容易引起过敏。

 TOP 2 蛋黄

蛋黄致敏性低，同时，蛋黄中含有铁、卵磷脂、脂肪和蛋白质，营养好，易消化。首次添加蛋黄时不妨谨慎一些，从1/8到1/4个开始耐心尝试，9个月逐渐过渡到1个蛋黄。确定宝宝没有呕吐、腹泻、湿疹等过敏表现再逐渐加量。

  TOP 3 面条

面条的主要营养成分有蛋白质、脂肪、糖类、维生素等，易于消化吸收，可改善贫血、增强免疫力、平衡营养吸收等，还能刺激人的思维活动。

 TOP 4 蔬菜（西红柿、西蓝花、胡萝卜）

胡萝卜、西红柿、西蓝花、南瓜等蔬菜含各种维生素、矿物质及膳食纤维，制成蔬菜汁和蔬菜粥，色泽漂亮，口感多样，让宝宝食欲大增，还能补充各种营养素，增强抵抗力。其中丰富的膳食纤维能缓解婴儿便秘。

 TOP 5 水果（苹果、橙子、香蕉）

水果是婴儿补充维生素的最好来源之一。水果和蔬菜一样，都能促进肠道的消化。味道甜美，色彩鲜艳的水果，制成果汁和果泥，特别能吸引宝宝食用。故选取水果时不要选择易过敏、口感强烈的水果，如芒果、菠萝、榴莲等。

  TOP 6 肉类

4个月以上的宝贝开始显露出"杂食小动物"的本性，会喜欢迷人的肉香。因此，可以在食谱中逐步引入鸡肉、鱼肉、鸡肝、虾肉、猪肉等肉类食品。鱼泥、鸡肉泥的纤维细，蛋白质、钙含量也高。

 推荐搭配组合

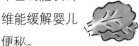 面条 + 山药　治小儿脾胃虚弱

 核桃 + 梨　治疗百日咳

 菜花 + 西红柿　保护心血管

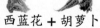 西蓝花 + 胡萝卜　预防消化系统疾病

饮食禁忌

为了增加宝宝的营养，4~6 个月开始增加辅食。由于宝宝的消化器官和功能都不是很完善，因此，给宝宝入口的东西也要科学。

1 蜂蜜

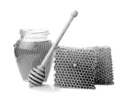

蜂蜜在酿造、运输与储存过程中，易受到肉毒乳杆菌的污染。肉毒乳杆菌会在肠道中繁殖，并产生毒素。婴儿由于抵抗力弱，而肝脏的解毒功能又差，稍不注意易引起肉毒乳杆菌性食物中毒。

虽然婴儿发生肉毒杆菌感染的概率很小，但医生还是建议，在孩子满 1 岁以前，不要给他吃蜂蜜及其制品。另外，父母在购买蜂蜜时一定要到正规的商店购买，不要自行去蜂场购蜜，因为有时蜜蜂采集了有毒植物的花粉，所酿之蜜就含有毒素，人吃了是会中毒的。

2 蛋清

6 个月内的婴儿消化道黏膜屏障发育尚不完全，而蛋清中的蛋白质分子较小，易透过肠壁黏膜进入血液，引起过敏反应，如湿疹和荨麻疹等。

3 刺激性水果（芒果、菠萝）

芒果中的醛酸会刺激皮肤黏膜，引起口唇部接触性皮炎。菠萝中的菠萝蛋白酶及其活性物质会刺激皮肤和血管，食后会出现皮肤瘙痒等症状。

4 盐

宝宝一岁前，最好是吃原味的食物，如果宝宝不爱吃辅食，也可放一点点盐，淡淡的咸味就行。周岁以内的宝宝肾脏功能还不完善，若吃得过咸会增加肾脏负担，不利于宝宝健康。

5 成品果汁

成品果汁有防腐剂和各种添加剂。给宝宝喝的果汁应该是鲜榨的。

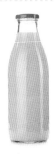

6 海鱼和海鲜

海鱼虽然营养丰富，而且含有大量的 DHA，但由于食物链积聚的关系，海鱼中含有较多的甲基汞，食用的话可能会影响宝宝的神经系统发育。食用鱼类时，要尽量避免食用含汞量较高或体型比较大的鱼类。虾、蟹等有壳类海鲜会引起宝宝过敏，一周岁以内尽量避免给宝宝食用。

1~6 岁儿童的
营养需求及饮食禁忌

1~6 岁的宝宝能走、能玩，好奇心强，好动，会顺手将东西抓来吃，妈妈需要留意宝宝的蛀牙、宝宝吃饭不专心，导致营养不均衡的问题。这期间的宝宝除了补充基本的蛋白质、矿物质、维生素外，最重要的就是益生菌，因为益生菌会随着年龄的增加而减少。

这个阶段儿童的肌肉、骨骼发育快速，除了为断奶饮食做准备，还需要补充足量的蛋白质及钙、磷等矿物质，以强化骨骼。

营养需求

矿物质

1 长高、长结实需要矿物质的参与。钙的摄取很重要，食物中的钙在人体中最好的吸收状态与磷的比例为 1∶1；铁是制造红细胞的重要来源；碘是甲状腺激素的主要成分，与神经、肌肉系统功能发育有很大的关联。

碳水化合物（糖类）

2 儿童在幼儿期发育快速，活动量增加，所消耗的碳水化合物很多，因此宝宝的热量需求量不小，每千克体重约需 320~360 千焦。

维生素

3 这个阶段宝宝补充维生素是关键。维生素 A 对视力发展、肌肉完整性很重要；维生素 C 有抗氧化的作用；维生素 B 族是营养及能量代谢的营养素，又与细胞生成有关。

蛋白质

4 这一阶段长肌肉、头发、指甲、组织建造、伤口修复，都需要蛋白质，每千克体重蛋白质的需要量约 2 克。摄取不足，会影响生长速度；若摄取太多，则会增加肝肾负担，造成钙质流失。

益生菌

5 许多益生菌与有害菌皆生长在肠道中，以共生的方式维持肠道菌群生态平衡，但益生菌会随着年龄的增长及饮食习惯的改变而减少，因此需要经常补充益生菌，以维持肠道功能，增强宝宝的免疫力。

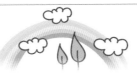

健康喂养方法

1 食物多样，谷物为主，增加蔬果

1~6岁儿童饮食要多样化。1~3岁时，主食可用软米饭、米粥、面条等轮着吃，有干有稀，既满足膳食多样化，又使幼儿更容易接受。稍大些，需要更多的糖类、蛋白质、膳食纤维和维生素B族，应以谷物为主食，合理搭配粗细粮。

2 鱼、肉、蛋、奶，必不可少

鱼、肉、蛋、奶是优质蛋白、维生素和矿物质的良好来源。肉类铁的利用较好，鱼类特别是海鱼所含不饱和脂肪酸有利于儿童神经系统的发育；动物肝脏中的维生素A极为丰富；奶类营养、易消化吸收，含优质蛋白及维生素A、B_2。

3 讲究烹调方法，膳食清淡少盐

幼儿是味蕾发育和口味偏爱形成的关键时期，膳食制作不当，也会影响健康。

儿童的消化功能不健全，肾脏等器官功能不完善。过多的盐会加重肾脏负担；过多的糖容易发生龋齿；过于油腻的食物容易引起脂肪痢；辛辣食物过于刺激，容易导致消化机能失调等。

4 防止挑食和偏食

孩子的味蕾比成人多，所以更挑剔，这可能就是宝宝不吃某类食物的原因。但长期挑食、偏食会使宝宝生长缓慢、抵抗力差。研究表明，偏食宝宝的体重、身高、智力发育指数都低于不偏食的宝宝。

为了不让宝宝挑食，日常饮食切勿单调。

5 食量与体力活动要平衡，保证正常体重增长

食物提供人体能量，体力活动则消耗能量。进食量过大而活动量不足，多余能量就会在体内沉积为脂肪而使体重过度增长，久之发生肥胖；相反，食量不足，活动量又大，会因能量不足而引起消瘦，造成活动力和注意力下降。故儿童需要保持食量与能量消耗之间的平衡。消瘦儿童应适当增加食量和油脂的摄入，以维持生长发育的需要和适量的体重增长；肥胖儿童应控制进食量和高油脂的摄入，适当增加活动时间及强度，在保证营养充足的前提下，适当控制体重的过度增长。

Chapter 5

儿童不同时期所需营养及饮食禁忌

推荐食物 一定要吃的七大类食物，让宝宝聪明伶俐，身体强壮。

 TOP 1 奶类（母乳、配方奶粉、鲜奶）

奶类含宝宝成长所需的蛋白质，可提供身体及脑部发育所需营养，所含钙质更对宝宝的骨骼及牙齿的生长非常重要。

 TOP 2 动物肝脏

缺铁性贫血是这个时期宝宝常见的症状，猪肝、鸡肝等含丰富的铁质、蛋白质、脂肪、维生素A、维生素B族等，可帮助宝宝长高、长壮、变聪明。

 TOP 3 瘦肉类

瘦肉类是蛋白质及脂肪的重要来源，可以协助宝宝发育、增强体力。此外，肉类还含有锌、铁等矿物质，不但能预防宝宝贫血，还可以促进脑部发育，对智力发展有益。

 TOP 4 五谷杂粮

五谷杂粮提供身体及大脑运作所需的热量。糙米、燕麦都含有白米缺乏的维生素B族、维生素E，而燕麦更是含有可以强化牙齿和骨骼的钙质。一起煮成粥，对消化能力稍差的宝宝而言，比较好吸收。

 TOP 5 海鲜类

深海鱼含有宝宝身体及智力发育所需的蛋白质与多元不饱和脂肪酸，像鲑鱼、鲔鱼对于促进宝宝智力发育非常有帮助，而带壳海鲜里的微量元素锌，也能让宝宝愈来愈聪明。

 TOP 6 鸡蛋

鸡蛋含有宝宝成长所需的优质蛋白质，易被人体吸收。另外，鸡蛋中所含的铁质，不但能补血，对宝宝的脑力也很有助益。

 TOP 7 菇类

菇类的多糖体能增强宝宝的免疫力，而膳食纤维则能预防便秘。

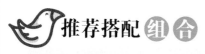 **推荐搭配组合**

 大米 + 胡萝卜　改善胃肠功能

 土豆 + 牛奶　提供全面营养

饮食禁忌

1 果冻

虽然我国规定杯形凝胶果冻直径不得小于 3.5 厘米，但生活中不是只有小果冻可能导致宝宝窒息，对于 3 岁以下的宝宝来说，直径在 3.5 厘米以上的果冻同样很危险。宝宝把果冻咬碎以后，碎果冻分散到支气管口的话，就非常危险。

果冻的制作过程使其原有的维生素、无机盐等营养成分均已丧失。海藻酸钠、琼脂等属膳食纤维，如果摄入过多，易影响身体对脂肪、蛋白质的吸收。

2 茶叶

茶叶含有的鞣酸和茶碱进入人体后，会抑制钙、锌、铁等的吸收。因而孩子过量喝茶或喝浓茶，可能会导致体内微量元素的缺乏，甚至出现营养不良。茶里的茶碱等很容易令中枢神经系统产生兴奋，而幼儿身体各系统对有兴奋作用的物质抑制能力较弱，所以，孩子喝茶后会心跳加快。

3 方便面

方便面含大量添加剂，会影响小朋友的胃肠功能，且影响对其他营养的吸收。油炸的方便面有致癌物质，食用后对儿童身体损害很大。

4 罐头食品

罐头食品一般含各种添加剂，儿童内脏器官尚处于发育阶段，尤其肝、肾的解毒和代谢功能尚不完善。食用罐头过多，人工合成物容易在体内积聚，毒素不能及时排出体外，不但影响儿童的生长发育，还可能引起慢性中毒。罐头食品中的维生素在加热处理和贮存期内容易遭到破坏；罐头大多加有调味品，常吃会引起儿童味觉灵敏度下降，导致偏食和挑食。

5 巧克力

巧克力是高热量食品，蛋白质含量偏低，脂肪含量偏高，营养成分的比例不符合儿童生长发育的需要。

巧克力含脂肪多，不含纤维素，因而影响胃肠道的消化吸收功能。再者，巧克力中含有使神经系统兴奋的物质，会使儿童不易入睡和哭闹不安。因此，3 岁以下小儿不宜吃巧克力。

6 烧烤、烟熏食品

儿童常吃烧烤、烟熏食品，会使致癌物质在体内积聚，增加成年后发生癌症的概率。

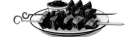

6~12 岁儿童的
营养需求及饮食禁忌

学龄儿童的身体继续生长发育，各项功能也在不断增强。主要表现为新陈代谢旺盛，体格发育快速增长，骨逐渐骨化、肌肉力量尚弱，乳牙脱落、恒牙萌出，心率减慢、呼吸力量增强。

这一时期，孩子进入发育与学习阶段，糖类和蛋白质能让儿童有足够的体力与脑力充分学习及生长发育，适量的脂肪能补充儿童的能量。

营养需求

1 蛋白质

学龄儿童处于发育前期，特别是女童，发育较男童早两年。这一时期的儿童全身都需要蛋白质，尤其脑部发育需要消耗大量蛋白质，因此应供应足量的蛋白质。

2 碳水化合物

学龄儿童非常需要碳水化合物，摄取比例约占总营养素的 50%~55%。它是身体的主要热量来源和维持脑部功能的必要营养素。血糖浓度的稳定及脑部营养足够，对学习期的儿童来说很重要。

3 脂肪

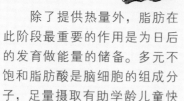

除了提供热量外，脂肪在此阶段最重要的作用是为日后的发育做能量的储备。多元不饱和脂肪酸是脑细胞的组成分子，足量摄取有助学龄儿童快乐学习。

4 维生素

学龄儿童的活动量增加，一举一动都在消耗能量，适量维生素的补充可维持正常发育，提高免疫力，促进骨及脑部发育。

5 矿物质

矿物质对学龄期儿童的发育极为重要。钙能促进新陈代谢，调节神经、肌肉、骨骼发育；磷合成磷脂、核酸及核蛋白，是脑部细胞的重要元素；碘是合成甲状腺激素的必需原料，是儿童体格和智力育的关键元素。

推荐 食 物

TOP 1 谷类食物（糙米、小麦胚芽米、粳米）

谷物不但提供大脑和身体所需糖类与热量，还富含维生素 E 与 B 族，能让儿童学习更专心，免疫力提升。

TOP 2 海藻类（海带、紫菜）

海藻类含膳食纤维、维生素，能调节生理机能，促进新陈代谢。其钙质对于保护学龄儿童的牙齿和骨骼的健康很有帮助。

TOP 3 豆类及其制品（黄豆、豆腐、豆浆）

这类食物含优质蛋白及卵磷脂，是脑细胞的组成元素，也是神经传导物质乙酰胆碱的原料之一。豆类食品是学龄儿童优质的健脑营养素，可以保护脑力。

TOP 4 瘦肉类（牛肉、鸡肉、鹅肉）

瘦肉营养丰富，可提供儿童活所需的热量，能促进生长发育。

TOP 5 奶类（牛奶、酸奶、奶酪）

除了含学龄儿童生长所需的蛋白质之外，其钙质也能让牙齿和骨骼更加强健。

TOP 6 鸡蛋

鸡蛋里的优质蛋白质可以促进发育，蛋黄中的卵磷脂和铁也可以活化儿童的脑力。

TOP 7 鱼类（鲔鱼、三文鱼、秋刀鱼）

深海鱼含有 DHA，是 ω–3 多元不饱和脂肪酸的一种，可让学龄儿童脑细胞膜变得比较柔软，神经传导物质及信讯息传递的速度变快。带骨的鱼可以帮助孩子补充矿物质，维护骨骼和牙齿的健康。

TOP 8 坚果类（花生、核桃、杏仁）

坚果类含有多元不饱和脂肪酸、维生素 E 及 B 族，能抗氧化，预防细胞受损，可促进学龄儿童脑部发育及身体健康。

TOP 9 肝脏类（猪肝、牛肝、鹅肝）

动物肝脏是铁质与维生素 B_{12} 的最佳来源，可以避免学龄期儿童贫血。

TOP 10 蔬果类

蔬果含膳食纤维、维生素 C 及胡萝卜素，可预防儿童便秘、保护视力。
其维生素 A 能维护黏膜及上皮组织的健康，避免细菌感染。

推荐营养三餐 YES

按照我国学生每日膳食营养素供给量基本要求，早餐中的各种营养素含量应占全天的30%，午餐占35%~40%，晚餐占35%~40%。按照"五谷搭配、粗细搭配、荤素搭配、多样搭配"的基本原则，重视菜色、香、味、形、质的合理搭配。

	早餐	中餐	晚餐
星期一	肉末菜粥1碗、豆沙包1个、芹菜豆腐干，苹果或香蕉1个	肉饼蒸蛋、冬瓜虾皮汤、蒜泥藤藤菜，米饭1小碗	凉拌黄瓜、清炒冬瓜、番茄炒蛋，绿豆稀饭1小碗
星期二	燕麦粥1碗，芽菜肉包1个，什锦泡菜1小碟，西瓜或葡萄	海带肉丝汤、韭菜猪肝丝、肉末豆腐，米饭1小碗	鲫鱼汤1碗、清炒凤尾、芹菜猪肝，米饭1小碗
星期三	黑枣粥1碗、鲜肉小笼包两个、蒜泥空心菜1小份，香蕉或梨1个	土豆烧排骨、宫保鸡丁、香菇菜心、紫菜蛋花汤，米饭1小碗	三鲜汤1份、青椒玉米粒、猪肉炒胡萝卜，米饭1小碗
星期四	皮蛋瘦肉粥1碗，果酱面包半个，煮鸡蛋1个，西瓜或苹果	火爆鸡血旺、青椒玉米粒、酸菜鱼，米饭1小碗	豆浆稀饭、葱花煎饼、菜椒芹菜肉丝
星期五	馄饨8个，土豆泥1小份，水果沙拉1小份	番茄炒蛋、蘑菇炒肉片、白菜豆腐汤，米饭1小碗	萝卜丸子汤、炒青菜、冬瓜炒肉，米饭1小碗
星期六	红薯粥1碗，玉米馒头1个，凉拌三丝，西瓜1块	清炖鸡肉汤、青椒炒土豆丝、黄瓜木耳肉片，米饭1小碗	炒胡萝卜丝、番茄蛋汤、香菇肉片，米饭1小碗
星期日	红油水饺1份（猪肉馅、韭菜馅、白菜馅各3个），香蕉或梨1个	炖番茄排骨汤、清炒小白菜、芹菜猪肝丝、凉拌三丝，米饭1小碗	青椒牛肉丝、凉拌三丝、红薯稀饭

Tips　早餐1~2小时后宜喝1瓶牛奶，下午茶可进食一些水果、甜品、粥或蛋糕、面包。只要保证营养全面充足，菜谱可进行替换。

饮食禁忌

1 饮料（可乐、雪碧）

过多饮用碳酸饮料，释放出的二氧化碳很容易引起腹胀，影响食欲，造成肠胃功能紊乱。饮料含大量糖分，会损害牙齿健康；同时糖分会产生大量热量，长期饮用非常容易引起肥胖，还会给肾脏带来很大的负担。同时，可乐中含一定量的咖啡因，影响中枢神经系统，儿童不宜多喝。

2 酒

孩子正处在生长发育期，饮酒危害最大。儿童喝酒会伤肝坏胃，使肝功能受损，胃消化不良；降低免疫力和智商，使孩子容易得感冒、肺炎等，影响大脑发育；还会损害生殖和内分泌系统，造成青春期发育不良，男孩子成年后可能不育，女孩子青春期出现痛经、头痛等现象。

3 烟

吸烟对人体的危害是多方面的，主要导致哮喘、肺炎、肺癌、高血压、心脏病和生殖发育不良等。二手烟对被动吸烟者的危害一点也不比主动吸烟者轻，特别是对少年儿童的危害尤其严重，会引发儿童哮喘、幼儿猝死综合征、气管炎、肺炎等。

学校和家长不仅要禁止儿童吸烟，更不能让孩子吸二手烟。

4 油炸食品

油炸食品经高温油炸，维生素及油脂中的必需脂肪酸受到破坏，营养价值大大下降。高温油还含有醛、酮、低级脂肪酸、氧化物、环氧化物等多种有致癌作用的有毒性的化学物质。这些吃进人体后，会危害人的健康。同时，有些油炸食品中会加入明矾，过多食用会影响骨骼发育、智力衰退、记忆力下降、消化不良等。

5 零食

过量食用果脯、膨化食品、肉干、鱼干及果冻类零食，不利于儿童的身体健康。薯片、糖果、曲奇高热量、高脂肪、高糖，其营养素含量很低，必须限制摄入。应多选择新鲜、易消化、有益健康的零食，如奶类、水果蔬菜类、坚果类的零食。

6 补品类

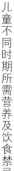

部分补品中含有性激素类物质，可引起儿童性早熟，如蜂王浆、花粉制品等。对过量的营养物质儿童并不能吸收，反而会干扰儿童的胃肠功能，降低食欲，结果反而影响儿童的生长和发育。

营养素不足导致的 12 大常见症状速查表

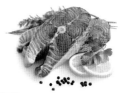

20 种营养素		肌肤干燥	视力衰退	牙周病	头发毛躁	健忘
01	DHA					●
02	EPA					●
03	蛋白质	●			●	
04	牛磺酸		●			
05	钙			●		
06	镁					
07	铁					
08	铜					
09	锌	●			●	
10	硒	●			●	
11	碘	●			●	
12	维生素 A	●	●	●	●	●
13	维生素 B_1					
14	维生素 B_2					
15	维生素 B_6	●	●		●	
16	维生素 B_{12}		●			
17	维生素 C	●		●	●	
18	维生素 D			●		
19	维生素 E	●		●		●
20	烟酸					

你的孩子是否有疲劳过度、睡眠不足、皮肤干燥、肩颈酸痛等问题呢？这些症状可能是由日常饮食营养不均衡造成的。

下方图表中列出"营养素不足导致的12大常见症状"，只要加以对照，就能清楚找出自己所缺乏的营养素！

➡ 再对照下一页"补充营养素的最佳食物速查表"，
　即可轻松补充找到所需要的食材，改善身体不适！

（续表）

20 种营养素		手脚冰冷	焦虑不安	肩膀酸痛	头痛	贫血	骨质疏松	精神不济
01	DHA							
02	EPA							
03	蛋白质	●				●		
04	牛磺酸							●
05	钙		●				●	
06	镁						●	
07	铁	●				●	●	
08	铜						●	
09	锌						●	
10	硒							
11	碘							
12	维生素 A							
13	维生素 B$_1$		●		●			●
14	维生素 B$_2$				●			●
15	维生素 B$_6$		●	●	●	●		
16	维生素 B$_{12}$		●			●		
17	维生素 C		●			●		
18	维生素 D						●	
19	维生素 E	●		●				
20	烟酸		●		●			●

◎各种不同的营养素组合在一起，才能有效发挥作用，因此，日常饮食需遵循"均衡"原则，才能避免营养不良。

补充营养素的
最佳食物速查表

01	DHA	沙丁鱼	配方奶粉	金枪鱼
02	EPA	三文鱼	金枪鱼	沙丁鱼
03	蛋白质	牛肉	奶制品	豆及豆制品
04	牛磺酸	沙丁鱼	青花鱼	竹笑鱼
05	钙	牛奶及奶制品	豆及豆制品	小鱼类
06	镁	菠菜	黄豆	纳豆
07	铁	动物肝脏	鲣鱼	深绿色蔬菜
08	铜	乳制品	秋刀鱼	全麦面包
09	锌	牡蛎	干贝	全麦制品
10	硒	动物肝脏	沙丁鱼	奶制品
11	碘	沙丁鱼	海带	海菜
12	维生素 A	牛奶	绿色蔬菜	动物肝脏
13	维生素 B_1	猪肉	鲣鱼	面
14	维生素 B_2	动物肝脏	鳗鱼	牛奶
15	维生素 B_6	牛肝	猪腿肉	鲑鱼
16	维生素 B_{12}	沙丁鱼	动物肝脏	秋刀鱼
17	维生素 C	西蓝花	猕猴桃	豌豆苗
18	维生素 D	鲭鱼	鲑鱼	鲔鱼
19	维生素 E	小麦胚芽	食用油	鳕鱼子
20	烟酸	猪肝	鲭鱼	竹笑鱼

图表中所列的食材，只是富含该营养素的食物之一，更丰富详尽的内容请参阅本书第 18~75 页。

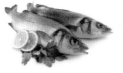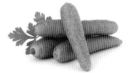

（续表）

01	DHA	鲣鱼	鲑鱼	母乳	鲔鱼	鳝鱼
02	EPA	鲭鱼	鲑鱼	黄花鱼	鲳鱼	海鲈鱼
03	蛋白质	羊肉	蛋	鸡肉	鹅肉	鱼类
04	牛磺酸	母乳	章鱼	牡蛎	蛤蜊	牛肉
05	钙	虾米	奶酪	羊栖菜	油菜	紫菜
06	镁	杏仁	牡蛎	鲣鱼	海苔	腰果
07	铁	蛤蜊	牡蛎	瘦肉	大枣	海带
08	铜	肉类	芝麻	杏仁	土豆	牡蛎
09	锌	猪肝	蛋	南瓜子	牛肉	坚果
10	硒	糙米	蔬菜	红葡萄	鲱鱼	蛋黄
11	碘	龙虾	干贝	海参	海蜇	牛排
12	维生素 A	鲑鱼	鸡蛋	鳗鱼	玉米	黄豆
13	维生素 B_1	黄豆	糙米	燕麦	豌豆	紫菜
14	维生素 B_2	鸡蛋	杏仁	沙丁鱼	奶酪	鲽鱼
15	维生素 B_6	紫菜	麦片	秋刀鱼	银杏	鲔鱼
16	维生素 B_{12}	蛤蜊	海苔	鲑鱼	牡蛎	鸡蛋
17	维生素 C	青椒	酸枣	马铃薯	芥蓝	柑橘类
18	维生素 D	秋刀鱼	鲽鱼	菇类	牛肝	蛋黄
19	维生素 E	坚果类	沙丁鱼	酪梨	鳗鱼	白果
20	烟酸	鸡胸肉	牛奶	酪梨	鲣鱼	鲔鱼

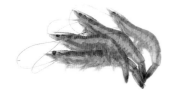
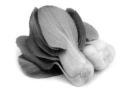
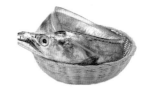

（续表）

01	DHA	黄花鱼	核桃	杏仁
02	EPA	带鱼	鲅鱼	
03	蛋白质	虾类	核桃	花生
04	牛磺酸	鱿鱼	扇贝	紫菜
05	钙	芝麻酱	海参	海带
06	镁	紫菜	小米	花生
07	铁	猪肝	樱桃	黑木耳
08	铜	燕麦片	动物肝脏	
09	锌	羊肉	黑芝麻	口蘑
10	硒	腰果	菠萝蜜	猪腰
11	碘	虾皮	鳜鱼	福寿鱼
12	维生素 A	木瓜	哈密瓜	紫菜
13	维生素 B_1	山竹	金针菇	黑芝麻
14	维生素 B_2	泥鳅	枸杞	鹌鹑蛋
15	维生素 B_6	猪肝	黄豆	榴莲
16	维生素 B_{12}	菠菜	坚果	
17	维生素 C	上海青	黄花菜	番石榴
18	维生素 D	猪肝	奶酪	坚果
19	维生素 E	葵花籽	松子	白果
20	烟酸	羊肝	黑米	